精神障害作業療法入門

改訂第2版

Yanase Makoto

簗瀬 誠

編著

協同医書出版社

目　次

第1章 **序　論** （簗瀬　誠）・・・・・・・・・・・・・・・・・・・・・・・・・・・・・・・・・・・・・・・ 1

　1　「精神障害」ということば ・・・・・・・ 2
　2　精神障害リハビリテーションの理念 ・・・・・・・ 2
　3　作業療法は何に関わるのか ・・・・・・・ 3
　4　本書の構成 ・・・・・・・ 4

第2章 **作業療法観** （簗瀬　誠）・・・・・・・・・・・・・・・・・・・・・・・・・・・・・・・・・・・ 5

　1　ヤスパースの作業療法観 ・・・・・・・ 6
　2　呉秀三の実践と作業療法観 ・・・・・・・ 7
　3　菅修〜作業療法の奏効機転 ・・・・・・・ 8
　4　内村英幸の慢性統合失調症患者を対象とした実践 ・・・・・・・ 10
　5　非日常としての医療に日常をもちこむ ・・・・・・・ 12
　6　作業療法観のまとめ ・・・・・・・ 14

第3章 **作業療法の対象疾患** （簗瀬　誠）・・・・・・・・・・・・・・・・・・・・・・・・・・・ 17

　1　精神疾患の分類 ・・・・・・・ 18
　■1 病因的分類 ・・・ 18
　■2 症候群を中心とした分類 ・・・ 19
　■3 重症度を考慮した分類（カーンバーグの人格構造論に基づく分類）・・・ 21
　2　統合失調症 ・・・・・・・ 24
　■1 概念と歴史 ・・・ 24
　■2 疫　学 ・・・ 25
　■3 症　状 ・・・ 25
　■4 病型分類 ・・・ 30
　■5 基本的な治療 ・・・ 31

第4章 統合失調症患者を理解するための基礎知識 ……………… 35

　1　統合失調症患者の3つの側面（大丸　幸）……… 36
　2　回復過程（簗瀬　誠）……… 39
　3　行動特性と認知機能障害（簗瀬　誠）……… 42
　4　障害の構造（障害論）（簗瀬　誠）……… 45
　　1 WHOの国際障害分類 … 45
　　2 疾患と障害の関係 … 47
　5　脆弱性－ストレス－保護因子モデル（簗瀬　誠）……… 51
　6　病前性格と人柄（簗瀬　誠）……… 52
　7　生活課題と基本的欲求（簗瀬　誠）……… 54
　8　ドパミン仮説（簗瀬　誠）……… 58

第5章 対象者理解の方法（簗瀬　誠）………………………………… 61

　1　対象者理解の観点 ……… 62
　　1 横断的理解と縦断的理解 … 62
　　2 日常生活のあり方をみる … 62
　　3 共感的に理解する … 63
　　4 生物－心理－社会モデルに基づく理解 … 63
　　5 自分自身の生活を主体的につくりあげる存在としてみる … 64
　2　対象者理解のための情報源と情報を収集する方法 ……… 64
　　1 情報源 … 65
　　2 情報を取集する方法 … 67

第6章 日常生活の制限－6要因モデルと作業療法の進め方 ………… 83

　1　日常生活の制限－6要因モデル（簗瀬　誠）……… 84
　　1 日常生活の制限－6要因モデルの概略 … 84
　　2 日常生活の制限－6要因モデルの特徴と有用性 … 85
　　3 日常生活の制限－6要因モデルの使い方 … 101
　2　作業療法の進め方（簗瀬　誠）……… 102
　　1 対象者を大まかに把握する … 102
　　2 日常生活の制限の程度を知る … 104
　　3 日常生活の制限を生じさせる原因を探す … 106
　3　治療・介入する（簗瀬　誠）……… 110
　　1 治療・介入のための基礎 … 110

2 治療・介入の方法 … 112

4 作業療法の実施形態（簗瀬　誠）……… 121

1 個人作業療法 … 121

2 集団作業療法 … 123

5 作業療法を行ううえでの注意（簗瀬　誠）……… 130

1 事故を防ぐ … 130

2 転移と逆転移〜治療者としての距離 … 131

3 事前の準備の重要性 … 131

4 自分のメンタルヘルスにも配慮する … 132

6 日常生活の制限−6要因モデルによる実践例 ……… 133

1　精神症状および認知機能障害に対するアプローチ … 134

●幻聴への対処方法を獲得することで生活範囲の拡大に繋がった実践例
（平野順一）… 134

●認知機能障害に対して代償的アプローチ（認知適応法）を用い生活の安定
に繋がった実践例（平野順一）… 136

●認知機能を高めるアプローチ（認知矯正法）を行うことで退院への自信を
深めた実践例（平野順一）… 139

2　これまでの生活で形成された心理的傾向に対するアプローチ … 141

●退院の意志のない長期入院患者が活動を通じて自己効力感を高め施設に
退院できた実践例（藤本和子）… 141

3　現在の状況に対する心理的反応に対するアプローチ … 144

●精神病の苦悩と自己葛藤を父親に吐露できたことで日常生活の安定に繋
がった実践例（大丸　幸）… 144

●自己の内面を表出することで精神的安定を得て就労継続支援A型施設へ通
えるようになった実践例（簗瀬　誠）… 146

4　生活技能の未習得あるいは喪失に対するアプローチ … 149

●退院支援グループで生活技能へのアプローチを行い、グループホームへ
の退院に繋がった実践例（平川雅子）… 149

5　知識・情報の不足に対するアプローチ … 153

●病気に対する知識と服薬に対する意義の獲得を目的とした作業療法を行
い服薬の安定に繋がった実践例（柳田信彦）… 153

6　環境の未整備に対するアプローチ … 157

●さまざまな社会資源の利用を通じて症状の安定および家族関係の改善に
繋がった実践例（平池雅也）… 157

第7章 地域での生活を支える ･･････････････････････････････････ 161

 1 精神医療福祉の歩み（簗瀬　誠）･･････････ 162
 2 リカバリーとエンパワメント（山田勝久）･･････････ 164
  1 リカバリーとは …164
  2 体験としての精神障害 …165
  3 リカバリーの実践 …166

 3 ICFとMTDLP（平澤　勉）･･････････ 168
  1 ICFとは何か …169
  2 ICFはどのように役立つのか …170
  3 ICFを活用するコツ …171
  4 MTDLPとは何か …171
  5 MTDLPはどのように役立つのか …172
  6 MTDLPを活用するコツ …173

 4 IPW（専門職連携）（大丸　幸）･･････････ 174
 5 医療と福祉 ･･････････ 177
  1 自立支援医療（精神通院医療）（簗瀬　誠）…177
  2 精神科デイケアなど（簗瀬　誠）…177
  3 障害者総合支援法に基づく障害福祉サービス（簗瀬　誠）…180
  4 訪問看護（平野順一）…183
  5 就労移行支援（内村　栞）…185
  6 ACT（Assertive Community Treatment：包括型地域生活支援プログラム）
   （飯塚惠津子）…187
  7 病院と地域との連携（後藤綾子）…190

 6 家族支援 ･･････････ 191
  1 家族のあり方（簗瀬　誠）…191
  2 家族会（簗瀬　誠）…192
  3 家族を支援する視点（簗瀬　誠）…193
  4 家族の心理と作業療法（大丸　幸）…194

文献　197
あとがき　201
索引　202

第**1**章

序論

1 「精神障害」ということば

2 精神障害リハビリテーションの理念

3 作業療法は何に関わるのか

4 本書の構成

1 「精神障害」ということば

　これから精神障害作業療法（以下、作業療法と略す）について話を進めていくが、最初に「精神障害」ということばの使い方を整理してみよう。「精神障害」は、いくつかの意味で使われる。まず、精神疾患自体をさす場合である。たとえば統合失調症や感情障害などの精神疾患を総称して、精神障害と呼ぶのである。また、精神疾患の症状を意味することもある。後に詳しく述べる幻覚や妄想などの精神症状を精神障害と言うのである。さらに、精神疾患への罹患によって生じる生活するうえでの困難や生活のしづらさを精神障害と呼ぶこともある。

　作業療法について理解するためには、精神疾患、精神症状、精神疾患に罹患することによって生じる生活するうえでの困難や生活のしづらさ、この三者を明確に区別する必要がある。そこで本書では、精神疾患の罹患によって生じる生活上の困難や生活のしづらさのみに「精神障害」ということばを使うことにする。したがって、「精神障害者」という場合は、精神疾患に罹患することによって生じる生活するうえでの困難や生活のしづらさをもった人を意味することになる。

2 精神障害リハビリテーションの理念

　「リハビリテーション」ということばもさまざまな意味で身近に使われるようになった。リハビリテーションとは、本来"権利や資格、名誉の回復"という意義をもったことばであり、障害者を対象とする場合にも単に失った機能を取り戻すことにとどまらず"人間らしく生きる権利の回復"を意味する。砂原[1]の表現を借りると、「いろいろな種類の障害のために、見た目も普通の人とは違っているし、一般の人々と同じようなはたらきもできないためにまるで人間ではないかのように見下げられていた障害者が、ひとりの人間としての権利を主張し、それを回復するのがリハビリテーション」なのであ

る。したがって、精神障害リハビリテーションは、精神障害のために人間らしく生きる権利をいったん失った人がそれを回復することであると言える。

3 作業療法は何に関わるのか

　では、作業療法は何に関わり、何をするのだろうか。作業療法は、上に述べた精神障害リハビリテーションの一翼を担う知識と技術の体系であり、精神障害者の人間らしく生きる権利を回復するというリハビリテーションの理念を具現化する営みのひとつとして位置づけることができる。

　しかし、これまでの歴史を顧みると、作業療法には他と異なる重要な特色を見出すことができる。それは、精神障害者に対する差別との闘いのなかで、作業療法が主張され実践されてきた[2)]ということである。すなわち、社会からの隔離を目的とした施設のなかで、精神障害者を拘束していた手枷・足枷・拘束衣などの拘束器具をはずし、自由を獲得するという闘いとともに作業療法は実施されてきたのである。

　したがって、作業療法は、さまざまな厳しい自由の束縛からの解放を土台としながら、精神障害者の人間らしく生きる権利の回復をめざす営為であると言える。さらに述べるならば、作業療法は、さまざまな厳しい自由の束縛からの解放を前提としながら、より良い生活体験を通して回復・成長する機会を提供することで、精神疾患やこれまでの苦難を伴う体験から形づくられた困難な生活から脱して、精神障害者自身が新しい生き方を構築するという過程に関わるのである。この過程は、物理的な束縛からの解放にとどまらず、精神障害者自身のなかに生じる「生きづらさ」という心理的な束縛からも解放され、自分自身を主体とした生活を取り戻す道のりとも言える。

4 本書の構成

　本書には3つの大きな目的がある。最初の目的は、作業療法を行う前提となる作業療法観を先人の業績から探り出すことであり、次の目的は、作業療法における対象者理解の観点、作業療法の役割、介入の方法を整理し、それを示すことである。さらに、平成16年（2004年）の厚生労働省精神保健福祉対策本部から出された「精神保健医療福祉の改革ビジョン」に定められた「入院医療中心から地域生活中心へ」という基本方針を実現するために作業療法士が果たせる役割の大きさを提示することである。

　第1章は導入部分であり、精神障害作業療法の対象と役割について概略を述べた。第2章では、ヤスパース、呉秀三、菅修、内村英幸、岩田太郎らの業績をもとに作業療法の実践の基盤となる考え方、すなわち作業療法観を明らかにすることを試みた。第3章では、作業療法の対象者の疾患としてもっとも多い統合失調症の症状と基本的な治療方法を中心に説明した。この章は、統合失調症の症状が精神障害者の生活に及ぼす影響、さらに統合失調症の治療のなかで作業療法の果たす役割を理解してもらうことを目標とした。第4章では、統合失調症患者の作業療法を実施するうえで重要となる基礎的な知識をあげ、解説した。これらの知識は、統合失調症患者のあり方と作業療法の実践を結びつける役割を果たすと考えている。第5章は、作業療法を実施するためにまず必要となる対象者の理解の観点と方法について説明した。第6章では、作業療法の実践に有用と考える日常生活の制限―6要因モデルを紹介し、その後に本モデルに基づく作業療法の進め方について述べた。また本章の末尾に6つの要因に対応する実践例を載せた。最後の第7章では、精神障害者の地域での生活を支えるうえで必要となる考え方や制度、さらに家族会について解説した。

第2章

……

作業療法観

1 ヤスパースの作業療法観

2 呉秀三の実践と作業療法観

3 菅修～作業療法の奏効機転

4 内村英幸の慢性統合失調症患者を
　対象とした実践

5 非日常としての医療に日常をもちこむ

6 作業療法観のまとめ

この章では、作業療法を行う前提となる作業療法観を、先人の業績から明らかにすることを試みる。

1 ヤスパースの作業療法観

ヤスパース（Jaspers, KT）は、20世紀前半に活躍したドイツの精神医学者および哲学者である。彼は1913年に著した『精神病理学総論』[3]のなかで作業療法について次のように述べている。「作業療法は心と体を自然の生活条件のもとにおく（空虚なその日暮らしや自分自身を放任するのとちがって）。それは患者を世界にしっかり結んで保ち、患者に備わる力を活動させて、障碍された機能を直すようにする」。このようにヤスパースは、投げやりで虚しいその日暮らしに陥っている状態から精神障害者を救い出し、皆と同じ一般の生活環境に置くことによって、本来もっている能力を発揮させ、精神障害を軽減させることが作業療法の役割であるとした。ここで注目すべきことは、本来もっている能力を発揮することによって精神障害が改善されるという考えには、①残されている能力を発揮させることは障害の改善に繋がり、また、②精神障害はけっして固定されたものではなく、改善されていく潜在的な力を精神障害者自身がもっている、という前提が含まれているということである。

したがって、ヤスパースの言う作業療法では、精神疾患に罹患することで生じる「投げやりで虚しい生活」は忌避すべき状態であり、そのような状態から抜け出すには「一般の生活環境」を必要とし、そこで精神障害者自身が「本来もっている能力を発揮する」ことによって、「潜在的な力」がはたらき、「精神障害が改善される」ということになる。

2 呉秀三の実践と作業療法観

　呉秀三の実践は、わが国における作業療法の嚆矢とも言えるものである。呉は、明治34年（1901年）、4年間の欧州留学を終えて帰国し、東京帝国大学医科大学の精神病学の教授および東京府巣鴨病院（後の東京都立松沢病院）の医長（後の院長）に就任した。そして、呉は医長に就任するとただちに巣鴨病院の改革に着手した。

　当時の巣鴨病院の患者の様子は、「洗い剝げたる木の葉の如き鏡布団一枚を引き被むり」「綿入れといふも名のみにて…袷より薄き衣を二枚重ねているばかり」「是れ施療にあらず却て人を殺すなり」「患者は実に飢えに泣けり、渇に叫べり」[4]（何度も洗い薄くなった、まるで木の葉のような鏡布団を一枚だけかぶって寝ている）（綿入れというのは名前ばかりで、裏地のみのついた着物より薄い服を二枚重ねているだけ）（これは病気の治療ではなくかえって人を殺すようなものである）（患者はあまりの空腹に泣き、そしてあまりの喉の渇きに叫んだ）と言われるほど悲惨な状況のもとにあった。

　こうしたなかで、呉は医長に就任するとただちに、これまで患者の拘束に使われていた手革、足革、縛衣などの拘束具の使用を禁止し、同時に保護室の使用も制限した。使用を禁止したにもかかわらず、ひそかに拘束具を用いたことがわかったときには、一切の拘束具を集め焼き捨てたという逸話も残されている。このように無拘束の処遇を徹底するとともに、室外での運動を勧め、また付添い看護者とともに自宅へ外出する制度や7日を限度に自宅で療養する仮退院の制度を設け、病院の開放化を実践した。さらに病院職員の教育にも努め、患者への親切と丁寧を要求し、ことば遣いを改めさせ、患者への暴行、殴打を厳禁としたのである。

　また、このような無拘束や開放的な処遇を進めながら、裁縫や草取りなどの作業療法も開始した。呉は作業療法について次のように説明している。「作業は直接身体に作用して、その不快なる感覚を制圧するものにあらざれども、そが精神的苦悩を緩解し、苦痛なる観念を漸次に記憶外に駆逐し、その反映として肉体上に有利の影響を与ふることを得るものなるは確実なり。

亦、極端なる閑散は、極端なる繁忙と同一匹類なりと看做さるること多きも、その実閑散の害毒は、繁忙の害毒よりも著しく大なるべし。吾人の精神は必、一定の作業を要求するものなり」「職業もなく又、娯楽もなきときには、その人の注意は自己の肉体の状況にのみ傾注させられて、この心状は常にその人の思考を左右すべし」[5]（作業は直接身体に作用して、不快な感覚を抑えるものではないが、精神的な苦悩をやわらげ、苦痛となる考えを次第に意識の外に追いやり、その反映として身体に有益な影響を与えられることは確かである。また、まったくやることがないことは、はなはだしく忙しいことと同じであるとみなされることも多いが、実際のところやることがないことによる悪影響は、忙しすぎることの悪影響より著しく大きいのである。われわれの精神は、必ず一定の作業を必要とするのである）（職業もなくまた、娯楽もないときには、その人の注意は肉体の状況だけに向けられて、この心のあり方は常にその人の思考を左右するであろう）。

　以上の内容から呉の作業療法観は次のようにまとめることができる。作業療法を実施するには同時に、拘束具の使用を禁止し、外出を認め、病院職員の患者への対応を改めさせるなど病院での生活を一般の「人間らしい生活に近づける取り組みが必要」であり、また、「まったくやることのない状況は患者に悪影響を及ぼす」もので避けるべきであると考え、さらに、「作業を行うことで苦痛となる考えを次第に意識の外に追いやることで精神的な苦悩が和らぎ、身体にも有益な影響がある」、そして「人は本来一定の作業を必要とする」というものである。

3 菅修
〜作業療法の奏効機転

　菅修は、昭和3年（1928年）の東京府立松沢病院を最初に、長年にわたり作業療法に関わり、あわせてその臨床研究を行った精神科医である。菅は、当時の松沢病院について、「呉先生がご苦労されて無くされようとされたと思うんだけど、その頃、動物のオリみたいなところに入れられていた患者が

方々にいたんですよ。光線がわずかしか入らないようなオリに。それから冬にはお尻が凍傷を起こすような硬いベッドでね。まあ、見るに忍びないような状態だったんですよ」[6]と述べており、このような状況のもとで呉秀三や後に述べる加藤普佐次郎の後を継ぎ、いったん衰退した作業療法を再興させている。

　菅は、昭和50年（1975年）に開催された日本精神神経学会総会で、精神障害者や心身障害児に対する作業療法の自らの経験に基づき「作業療法の奏効機転」と題された報告を行った。ここでは、その報告の要旨[7]から菅の考える作業療法の奏効機転、すなわち作業療法の治療効果の要因をみていこう。菅のあげた奏効転機は以下に示すとおりである。

①作業欲は本来人間の基本的欲求のひとつであるから、それを満足させるか、させないかは、心身の健康や障害に大きな影響がある。
②作業は、それが適度であれば、心身諸機能の活動を促進し、作業のないことから生じる機能低下を防止する。
③作業は新陳代謝を増進し、食欲、便通、睡眠その他の体調を整え、基礎気分を快適に維持することができる。
④作業は、生活のリズム化を図るのに有効である。
⑤作業は、それによって、病的観念より正常観念に注意を向けることができる。
⑥作業は、病的な意志行為に向けられるエネルギーを、正常行為に置き換えることができる。
⑦作業は、支離滅裂な行動を正常な軌道にのせることができる。
⑧作業は、意志減退した患者をして、徐々に、その活動性を恢復させる。
⑨作業は、患者をして、その効果をみることで、満足感を味わせ、自信を取り戻させ、劣等感を弱めさせることができる。
⑩作業は、それによって、患者に他人との連帯感を養わせ、社会性を取り戻させ、さらに積極的に、他人への寄与的生活を可能にさせる。
⑪作業は、一般的に、感染症やその他の疾病に対する抵抗力を高める。

　①では、作業欲を基本的欲求ととらえ、作業療法は心身の健康を保つとと

もに、二次的に生じる刺激性、暴行、常同症、不潔症などの不愉快な症状を消滅もしくは軽減するという特殊効果があるとし、②③および④では、作業療法は、生活のリズムを維持するとともに心身の活動を促進し、身体的条件を改善するとしている。さらに⑪では、外気に常に触れる生活、心身の機能が毎日はたらいている生活は、疾病に対する抵抗力を高めると述べている。これらは、主に健康の増進、維持に対する作業療法の効果である。

　次に⑤⑥⑦⑧では、作業療法によって、正常観念の勢力が勝ちを占め、日常生活での態度が正常化され、常同症などに向けられていたエネルギーを正常な作業行為に向けることができ、まとまりのない行動がまとまってくる、さらに意志減退した状態から回復するとしており、病的な状態から正常な状態へ改善する効果をあげたものである。

　また⑨⑩は、劣等感に陥り、自己の世界にとじこもりがちな患者が、作業療法により自信を取り戻し、他者との連帯感を養うというものであり、心理面や対人関係の改善に対する作業療法の効果を指摘するものである。

4　内村英幸の　慢性統合失調症患者を　対象とした実践

　内村英幸は、国立肥前療養所における慢性統合失調症患者に対する作業療法の経験を報告している[8]。内村は、作業療法を「治療者と一緒に物を作ることは、非現実的な世界に埋没したり、人との関係を遮断しかろうじて自分を安定させている慢性分裂病（統合失調症）者が、物にふれることによって現実の世界に踏み出し、人との関わりを回復していく手段になる」という前提に立ち、自閉的となり、終日無為な生活を送る患者を抱えた病棟の生活を、より現実的な場へと変革することを試み、この過程でみられた慢性統合失調症患者の変化をまとめた。その概略は以下のとおりである。

　まず、作業療法を行ううえでは、職種に関係なく、患者との1対1の治療

関係の確立が必要であるという考えから、約10名の男性の患者を1グループとして、1名の受け持ち看護者を決めた。さらに、作業療法を展開するうえには、スタッフ・ミーティングが不可欠であるとし、このスタッフ・ミーティングの場で、患者個々の情報がスタッフ間で共有されるとともに、患者を担当することで看護者に生じてくる責任感や焦り、動揺などの負担が軽減されることになった。作業種目として当初は、個人で行える内職的仕事とし、看護者が患者と一緒に職安などに行き、収益の得られるものを選んだ。これは、金銭が現実と直接に関わる重要な手段と考えたためである。

　週に1回、グループ別に茶話会を開催し、受け持ち看護者と患者との触れ合いを深め、作業による収益の報告、その使用法について話し合っていく場とした。自主性がみられるようになったグループでは、作業による収益を患者に管理させることで現実世界との関わりを重視した。さらに、病棟を少しでも現実に近づけるために、現金の自己管理、郵便局や銀行との付き合い、院外での買い物などの援助も行った。

　内村は、「(患者の)問題行動の背景にある正常と言われる健康な人と同じ不安を読み取ることによって、患者を理解し共感してゆく態度こそ、患者と治療者との出会いを確立してゆく糸口になる」とし、患者に対する治療者の共感の重要性を強調した。さらに、「病棟の雰囲気が、患者の人間性への共感に充ち、患者の人格を尊重し認めてゆくところに、治療関係を確立してゆく糸口がある。作業はそのひとつの手段にすぎないともいえよう」と説いた。そして、作業への導入の時期は、患者と治療者との心の「探り合い」の時期であったと述べている。

　導入期がすぎ、作業が軌道に乗ってくるとともに、患者には作業を抱え込み、それにしがみついている状況が生じ、この状況は、作業療法を導入する前の孤立的自閉から少しは拡がった自閉的な状態にすぎなかった。そして、この状況から抜け出すために、個々人でやれる内職的作業から他患者との協調を必要とする共同作業種目へ変更した。この作業種目の変更は、ひとつの状況のなかに安住し依存的になっている患者への「ゆさぶり」となった。このゆさぶりによって、「今までの作業がいい」という反面「新しい作業をやろう」というアンビバレント(感情両価的)な態度がつねに顕在化した。また同時に、長い間、自閉的な生活を送り安定していた患者が、作業を通して現実

の世界に踏み出すとともに不安定になり、現実と非現実の世界を揺れ動きながら急激に状態が悪化する症例も少なくなかったと述べている。

その後、作業を抱え込んだ自閉的状態から、患者が相互に依存し合うグループ自閉的状態に発展し、さらに他のグループや病棟などとの関係を意識するようになった。このような経緯においても、ひとりひとりの自主性が育つことは難しく、ここに統合失調症患者の自立の困難さと限界がよこたわっているとしつつも、グループ内での役割や、過去の経験をもとに、自己同一性を確立しながら、発病によって分断された「過去」「現在」「未来」という自己歴史の連続性を回復したときに、自主性の回復の方向性、慢性化よりの離脱とも言える方向性を見出せる、と結んでいる。

治療者と一緒に作業を行うことが、現実の世界との関わり、人との関わりを取り戻すというように、治療者を治療的な要素として重要視していることが、内村の作業療法観の特徴のひとつとしてあげることができる。

5 非日常としての医療に日常をもちこむ

作業療法は、医療の一環として行われてきたのであるが、ここで医療の有している特徴についてパーソンズ（Parsons, T）の役割モデル[9)]をもとに説明してみよう。パーソンズは、アメリカの社会学者であり、患者と医師の役割概念の原型を提唱した。彼は患者の社会的な立場を「病人役割（sick role）」と名づけ、仕事や家事などの通常の社会的役割が免除される代わりに、医師に協力して早く病気を治すようにしなければならない、とした。すなわち患者は、日常の生活から切り離され、社会的役割を免除された者ということになる。このパーソンズの役割モデルでわかるように、医療の現場である病院は、患者の日常生活や通常の役割をもちこまない、非日常の場と理解することができる。

それでは、非日常の場である病院でどのような作業療法が行われたのだろうか。前述した呉は、作業の種類について「愉快なる読本、簡浄なる教科書

籍、遊戯、音楽、手工及び労作などこれに適す。耕作もよし、園芸もよし、豚を畜ひ鶏を飼うもよし、（中略）。婦人は又、専、家事を扱はしむ。炊爨・洗濯・野菜の洗条・皮むき・足袋縫・（中略）、色色のことをなさしむべし」[5]（愉快な読みものの本、わかりやすい教科書、遊び、音楽、手工芸および労働などもこれに適している。耕作もよく、園芸もよい、豚を養い鶏を飼うのもよい、（中略）。婦人にはまた、もっぱら家事を担当させる。炊飯・洗濯・野菜の洗浄・皮むき・足袋縫い・（中略）、いろいろなことをさせるべきである）と説いている。

　また、福岡県立筑紫保養院の院長であった岩田太郎は、作業療法を実施した統合失調症23例の事例報告[10]を行っており、そのなかで採用されていた作業の種類は、埋立・開墾作業、園芸、調剤助勢、掃除、除草、屋外雑事、薪割り、耕作、藁細工、養鶏、養豚、飼牛、裁縫、編物などであった。そして岩田は、当時新たに精神科で用いられるようになったインシュリンショック療法やカルチアゾール痙攣療法などを新鋭療法としながらも、「作業療法を分裂病（統合失調症）治療の根幹とし、他の諸法をその準備ないし中間的補助手段として利用する体系を現在の課題としている」と述べている。

　以上のように、岩田が用いた調剤助勢は除くとしても、作業療法で用いられた作業の種類は当時一般の生活で日常的に行われていたものである。このように、作業療法は非日常の場である病院に日常を積極的にもちこむという特徴を有していると言える。

　さらに、東京府立松沢病院で加藤普佐次郎医師と前田則三看護夫（後に作業療法専任の看護長）を中心に行われた作業療法の記録に、「池と築山とを作る作業に（1921年）七月一八日に着手した。この作業には平均して二七、八名、天気の良い日には六〇名をこす患者が従事し、医員、看護夫もモッコをかついだ。唱歌、軍歌、讃美歌、民謡がかわるがわるうたわれて、みなをはげました」[11]とあるように、病院にもちこんだ日常的な活動を医師や看護者などが患者とともに行ったことを加味すると、作業療法の根底には、患者をともに生きる者、すなわち同胞として受け入れるという態度があると考えられる。図1は、昭和50年（1975年）前後の精神科病院での麦刈りの様子である。このように病院職員は患者と一緒に作業を行った。

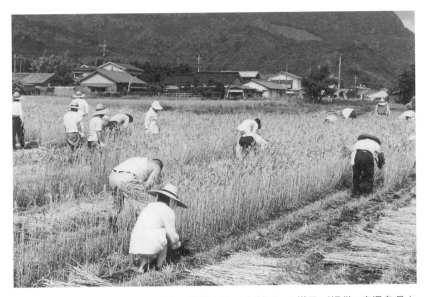

図1　昭和50年（1975年）前後の作業療法（麦刈り）の様子（提供：鹿児島県立
　始良病院）
職員は患者とともに作業を行った。

6　作業療法観のまとめ

　これまでに述べたヤスパース、呉秀三、菅修、内村英幸、岩田太郎、加藤
普佐次郎、前田則三の実践から見出される作業療法観をまとめ、列挙すると
以下のようになる。これらの先人の業績にみる作業療法観は、現在の作業療
法の実践を支える根本的な考え方と言えるであろう。

①患者の投げやりで虚しい生活を、忌避すべき状態と考える。
②作業療法を実施するには、一般の生活環境（拘束器具の使用禁止、開放的
　処遇、親切で丁寧な対応など）が必要である。
③まったくやることのない状況は、患者に悪影響を与える。人は本来一定
　の作業を必要としている。
④患者は、回復する潜在的な力を有している。
⑤患者の残存する能力を発揮させることで、精神障害が改善される。

⑥作業療法は、患者の精神的な苦悩をやわらげ、身体に良い影響を与える。

⑦作業療法により、患者のエネルギーを正常な作業行為に向けることができ、病的な状態から正常な状態へと改善される。

⑧作業療法を患者と職員がともに行うことは、治療関係の確立に繋がる。

⑨作業療法は、他者との連帯感を養い、心理面や対人関係の改善に繋がる。

⑩作業療法により、患者の過去・現在・未来という自己歴史の連続性が回復したときに、自主性の回復、慢性化よりの離脱という方向性が見出せる。

⑪患者をともに生きる者として受け入れる。

第3章

作業療法の対象疾患

1 精神疾患の分類

2 統合失調症

序論で述べたように、作業療法は精神障害者自身の新しい生き方の構築に関わるのであるが、そのためには精神障害の原因となる精神疾患の特徴について理解する必要がある。ここでは、精神疾患の分類と作業療法の対象者の疾患のなかでもっとも多い統合失調症について説明する。精神症状や精神疾患に罹患したという体験自体が患者に及ぼす影響、また嵐のように混乱した状態からも回復できる潜在的な力が患者自身に備わっていること、さらに精神障害者は、精神疾患に罹患したことによる苦悩を抱えながらも自らの生きる意味を求め続けていることに思い及んでほしい。

1 精神疾患の分類

　精神疾患の分類方法には、大まかに分けて疾患の原因に基づく分類と症状や経過に基づく分類とがある。ここでは、それぞれを病因的分類、症候群を中心とした分類（操作的基準による分類）として説明する。加えて、カーンバーグの人格構造論に基づき、重症度を考慮した精神疾患の分類について概説する。

1 病因的分類

　精神疾患の原因は、大きく身体的原因と精神的原因に分けられる。身体的原因による精神疾患には、外因性精神疾患と内因性精神疾患が含まれ、また精神的原因の精神疾患は、心因性精神疾患と呼ばれる（**表1**）。
　外因性精神疾患は、原因や病態が脳の機能的あるいは形態的な障害によることが明らかにされている精神疾患で、そのなかには脳自体の形態的な変化に基づく脳器質性精神病や、脳以外の身体疾患があり二次的に脳の機能に障害が生じた症状性精神病、さらに中枢神経系に対する作用をもったアルコールや麻薬など外部から摂取した物質によって生じる中毒精神病などが含まれる。これらの代表としては、アルツハイマー病や甲状腺機能亢進による躁的な状態、さらにアルコール性のコルサコフ精神病をあげることができる。
　内因性精神疾患は、原因が十分に明らかにされてはいないが、遺伝素因や

表1　病因的分類と代表的な疾患

身体的原因	外因性精神疾患	脳器質性精神病 症状性精神病 中毒精神病
	内因性精神疾患	統合失調症 双極性感情障害
精神的原因	心因性精神疾患	神経症性障害

脳機能などのなんらかの身体的基礎の関与が想定されるもので、統合失調症や双極性感情障害がその代表である。

　心因性精神疾患は、ストレスなどの心理・環境的要因が原因となる精神疾患で、その代表は神経症性障害であり、パニック障害や心的外傷後ストレス障害（PTSD）などが含まれる。

　しかし、このような疾患の主病因に基づく分類には、多くの精神疾患の原因がいまだ解明されておらず、その病因論は仮説的であり、またひとつの精神疾患でも遺伝的要因や心理・環境的要因などが複雑に影響しており、実際の病因の決定は困難であるという問題点がある。しかし一方では、病因に基づき疾患を分類するという考え方は、患者を理解し、治療を行う臨床においては有用な観点でもある。

2 症候群を中心とした分類

　病因には言及せずに、症状や経過に基づき診断基準を作成し、同一の基準を満たすものを疾患の単位とする方法を操作的診断と言う。その代表は、世界保健機関（WHO）の国際疾病分類（International Classification of Diseases：ICD）と米国精神医学会の精神疾患の診断と統計の手引き（Diagnostic and Statistical Manual of Mental Disorders：DSM）による診断システムである。ICDは、すべての疾患を分類する基準であるが、そのなかに「精神および行動の障害」の章が設けられている。ICDの第10版（ICD-10）[12]およびDSMの第5版（DSM-5）[13]それぞれの分類の大項目は**表2**と**表3**に示すとおりである。

われわれが目にする精神疾患名は、以上述べたように疾患の主病因による分類に基づくものや、ICDまたはDSMに基づくものが混在しているので、

表2 ICD-10の大項目（文献12）より引用）

1. 症状性を含む器質性精神障害
2. 精神作用物質使用による精神および行動の障害
3. 統合失調症、統合失調型障害および妄想性障害
4. 気分（感情）障害
5. 神経症性障害、ストレス関連障害および身体表現性障害
6. 生理的障害および身体的要因に関連した行動症候群
7. 成人のパーソナリティおよび行動の障害
8. 精神遅滞（知的障害）
9. 心理的発達の障害
10. 小児期および青年期に通常発症する行動および情緒の障害
11. 特定不能の精神障害

表3 DSM-5の大項目（文献13）より引用）

1. 神経発達症群／神経発達障害群
2. 統合失調症スペクトラム障害および他の精神病性障害群
3. 双極性障害および関連障害群
4. 抑うつ障害群
5. 不安症群／不安障害群
6. 強迫症および関連症群／強迫性障害および関連障害群
7. 心的外傷およびストレス因関連障害群
8. 解離症群／解離性障害群
9. 身体症状症および関連症群
10. 食行動障害および摂食障害群
11. 排泄症群
12. 睡眠－覚醒障害群
13. 性機能不全群
14. 性別違和
15. 秩序破壊的・衝動制御・素行症群
16. 物質関連障害および嗜癖性障害群
17. 神経認知障害群
18. パーソナリティ障害群
19. パラフィリア障害群
20. 他の精神疾患群
21. 医薬品誘発性運動症群および他の医薬品有害作用
22. 臨床的関与の対象となることのある他の状態

どの基準に基づく疾患名かを確認する必要がある。

❸ 重症度を考慮した分類（カーンバーグの人格構造論に基づく分類）

　上述した病因的分類および症候群を中心とした分類においては、精神疾患の重症度を分類の直接的な基準とはしていない。ここで言う重症度とは、病態水準とも言われ、精神分析的な精神発達理論に基づいて評価するものである。この重症度による分類の代表とも言えるのが、カーンバーグ（Kernberg, OF）の人格構造論[14]に基づき「精神病性人格構造」「境界性人格構造」「神経症性人格構造」の3つの水準に分類するという考え方であり（**表4**）、この記述順に重症度が高いととらえられる。

　カーンバーグの人格構造論は、①現実検討能力、②常用される防衛機制の種類、③自我の統合、の観点から分類される。現実検討能力は、自分自身の内側で起こっていることと、外界で起こっていることが分別され、自分の主観的な認識と外界の客観的な現実が一致するか、不一致であるかを吟味する能力が含まれる。この能力の発達に従って自己と環境との関係を正確に把握し、適応的な対応がとれるようになる。

　精神分析理論では、心は自我、超自我、イドから構成され、さらにこれらの力関係により心の動きが生まれるとされる。自我は外界の現実や超自我、イドからの圧力を調整し、安定した心の状態を保とうとする（イド、超自我については p.92～p.93を参照）。しかしこの調整機能のはたらきが十分でないと葛藤状態になり不安が生じる。不安が生じると自我はさまざまな方略を用いて不安から自分を守ろうとする。この方略を自我の防衛機制と呼ぶ。防衛機制には、未熟で原始的なものから成熟したものまでさまざまなものがあるが、精神の発達に伴ってより成熟した防衛機制が使われるようになる。われわれが適応的に生きていくには、心の調整役とも言える自我の発達が重要になる。

　自我の統合とは、生まれて間もない乳幼児が母親と一体化した未分化な状態から一個の独立した個人へと向かう過程と、自分の欲求をその場で満たしてくれる母親（良い表象）も満たしてくれない母親（悪い表象）も同じ母親で

表4 カーンバーグ (Kernberg, OF) の人格構造論

①現実検討能力、②常用される防衛機制、③自我の統合（自我境界の確立、良い表象と悪い表象の統合）の程度に基づき、3つの病態水準に分ける。

人格構造（病態水準）	現実検討能力	常用される防衛機制	自我の統合	精神療法（対応）
精神病性人格構造 (Psychotic Personality Organization, PPO)	崩れる	原始的防衛機制	・自我境界が未確立 ・良い表象、悪い表象は未統合	支持的
境界性人格構造 (Borderline Personality Organization, BPO)	保たれる	原始的防衛機制	・自我境界は確立 ・良い表象、悪い表象は未統合	表出的（＋支持的）
神経症性人格構造 (Neurotic Personality Organization, NPO)	保たれる	高度な防衛機制	・自我境界は確立 ・良い表象、悪い表象は統合	洞察的（＋支持的、表出的）

●「精神病性人格構造 (Psychotic Personality Organization, PPO)：原始的防衛機制が中心で、現実検討が障害され、自我は統合されていない。」
●「境界性人格構造 (Borderline Personality Organization, BPO)：分裂、投影性同一化、理想化、否認などの原始的防衛機制を用いる。現実検討は保たれるが、自我は統合されていない。」
●「神経症性人格構造 (Neurotic Personality Organization, NPO)：抑圧を中心とする神経症的防衛機制を用いる。現実検討は保たれ、自我は統合されている。」

あるととらえられるようになる過程に着目した考え方である。前者は、自分自身と外界との境界（自我境界）が確立されているかどうか、後者は、他者や自分自身を「悪い部分」と「良い部分」に分けず、統合されたひとりの人としてとらえられるかどうかという見方である。

　精神病性人格構造では、現実検討能力が崩れることがあり、自分自身の内部で起こっていることと、外界で起こっていることが分別されず、自分の内部で起こっている知覚体験を外界からのものであるととらえる幻覚や、幻覚に基づき客観的な現実と一致しない非合理的な考えである妄想が生じることがある。また、防衛機制は、良い表象と悪い表象が統合されていないことによる分裂を中心とした原始的な防衛機制が使われる場合がある。さらに、自我の統合については、自分と外界との境界である自我境界が未確立であり、自分の考えが他人に伝わるという体験である思考伝播などが生じる。この病態水準にある精神疾患の代表は統合失調症である。

　境界性人格構造では、現実検討能力は保たれるが、良い表象と悪い表象が未統合であり、分裂とそれによって生じる原始的な防衛機制が使われる。この良い表象と悪い表象が未統合の状態では、自分自身や対象者を良い部分も悪い部分も併せもつひとりの人としてとらえることが難しく、他者との安定した関係（対象恒常性）をつくりあげることが困難になる。この病態水準には、境界性パーソナリティ障害を含むパーソナリティ障害全般が該当する。

　神経症性人格構造では、現実検討能力は保たれ、防衛機制も抑圧を中心としたより高度なものが用いられ、自我境界は確立されており、良い表象と悪い表象は統合されている。この病態水準の精神疾患は、神経症性障害である。

　以上述べた病態水準による分類方法は、対象者の自我機能の発達に焦点を当てた理解の仕方であり、臨床場面での基本的対応を定めるために欠くことのできない観点である。自我が未熟でもろい精神病性人格構造の病態水準の患者では、自我を支持する対応が基本となり、自我が比較的発達し強さを有している神経症性人格構造の病態水準の患者では、自我を支持する対応、患者自身の感情表出をうながす対応に加えて、自分自身を理解するための洞察を深めさせる対応も可能になる。これらの中間に位置する境界性人格構造の病態水準の患者では、支持的対応に加えて、感情表出によって精神的な安定を得られるようにする対応が可能である。

2 統合失調症

　作業療法の対象者の疾患は、統合失調症、感情障害、神経症性障害、精神遅滞、アルコール依存症などと幅広いが、ここではもっとも作業療法の対象となることの多い統合失調症について説明する。

1 概念と歴史

　統合失調症は、1896年にドイツの精神医学者クレペリン（Kraepelin, E）によって初めて疾患概念が確立され、Dementia praecoxと名付けられた。わが国では早発性痴呆と訳されたように、この名称は、患者は青年期に発病し、予後不良で最終的には特有な人格荒廃に至るという理解に基づくものであった。そして1911年には、必ずしも青年期に発病するとは限らず、またすべての患者が予後不良というわけではないことより、スイスの精神医学者ブロイラー（Bleuler, E）によってSchizophrenieと呼称が改められた。しかしその後も、最終的に人格荒廃に至るという理解は引き継がれ、Schizophrenieの治療は悲観論に支配されたものであった。その結果、患者は、決定的な治療法が確立されないまま精神科病院に長期間隔離収容されたという歴史をもっている。近年では、人権を尊重する思想の広まりと薬物療法や心理社会的療法の進歩によって、精神科病院での長期入院を必要とせずに通院治療を受けながら地域で社会生活を送る患者も多くなっている。

　なお、わが国においては、Schizophrenieは「精神分裂病」と訳されていたが、2002年にはこの病名に刻まれた誤解と偏見、それによる不当な差別を解消する必要があるとの認識に基づき呼称が「統合失調症」に変更された。

　統合失調症には次のような特徴がある。①主に思春期に発病する、②特徴的な思考障害や自我障害、感情障害などきわめて複雑な症状を呈する、③回復し健常者とほぼ同じような状態（寛解状態）に達する者もあるが、治療を行っても慢性、進行性に経過する者も少なくない、④明確な原因はいまだ不明である。

2 疫学

　疾病率のひとつの指標である一般人口中における出現頻度（発病危険率）は、0.7～0.8％程度であり、明らかな男女差はないと言われている。この発病危険率に基づくと人口1,000人に対して7～8人が統合失調症を発病することになり、この数字から統合失調症はけっして稀な疾患ではないことが理解できる。

　発病年齢の平均は22歳であり、70～80％が思春期から30歳までに発病し、平均発病年齢は女性より男性が低く、その差は5歳程度と言われている。

　また、統合失調症患者の死亡率は高く、一般人口の2～4倍であり、また自殺率は8～10倍にものぼる。

3 症状

　統合失調症には経過によって、きわめて多彩な症状があらわれる。ここでは、精神機能ごとに統合失調症でみられる症状の内容と症状の区分について説明する。作業療法では、症状の内容の理解だけにとどまらず、それぞれの症状が患者の生活に及ぼす影響に目を向ける必要がある。

［症状の内容］
（1）感情に関する症状

　感情に関する症状について、①感情の調節障害、②感情疎通性の欠如、③感情反応の低下に分けて説明する。感情に関する症状が重度になると、表情の変化や仕草による感情の表出がみられなくなり、また他者にまったく関心を示さなくなることもある。さらに、興奮や衝動的な笑いなどの不適切で極端な感情表出がみられる場合もある。このような感情に関する症状の重度化は、患者の生活、特に対人関係に大きな悪影響を及ぼす。

　①感情の調節障害：悲しむべきときに喜ぶなど状況に合わない感情表出をみせる感情倒錯、客観的状況にそぐわない空虚で表面的な爽快気分を示す児戯性気分（多幸症）、同一の対象に対して愛と憎しみなどの相反する感情が同時に存在する両価性（アンビバレンス）がある。

②**感情疎通性の欠如**：対人関係において、共通の感情を分かち合っているという感情的な共振、共感の成立した状態、あるいは感情の交流が成立している状態を感情疎通性が良いと言う。統合失調症では、この感情疎通性の欠如が認められることがある。

③**感情反応の低下**：周囲に対する関心が乏しくなり、生き生きとした自然な感情表出が起こらない状態を感情鈍麻または感情の平板化と言う。感情鈍麻が進行すると喜怒哀楽の感情表出がみられなくなり、周囲の物ごとだけでなく自分自身の身体にも無関心になる。そのためにときには、身だしなみがだらしなくなることや炎症を伴う疾患、たとえば虫垂炎でも痛みを訴えないことなどもある。感情鈍麻の状態は一見感情が失われたようにみえるが、内面には敏感な感情が温存されている場合が多い。

(2) 思考に関する症状

　思考に関する症状を、①思考形式の障害、②思考内容の障害に分けて説明する。思考に関する症状が重度化することによって、患者の話の内容が他者にはまったく理解できず人との会話が成り立たない状況に陥ることや、誤った確信によって不適切で無意味な行動が生じ、その結果、患者自身や他者に危険が及ぶことさえある。このように思考に関する症状もその程度によって、患者の生活に重大な支障を生じさせる原因になる。

　①**思考形式の障害**：思考形式の障害は思考過程の障害、思路の障害とも言われ、軽度の場合には、思考のまとまりが悪くなり、自覚的にもまとまらないと感じる連合弛緩という状態がみられる。思考形式の障害が進み、思考過程に統一感がなく、まとまりを欠き、話の内容がまったく理解できない状態は滅裂思考（思考滅裂、支離滅裂）と言われる。滅裂思考がさらに高度に進行し、無関係な断片的単語の羅列にすぎず、まったく意味の理解ができない状態をことばのサラダと言う。言語の概念が崩れ、自分だけしかわからない文字やことばを作り使用することは言語新作と呼ばれる。思考の進行が途中で途絶えるのは思考途絶である。

　②**思考内容の障害**：思考内容の障害を代表する症状は妄想である。妄想は、訂正不可能な病的な誤った判断ないし観念と定義される。統合失調症に特徴的な妄想は一次妄想（原発妄想、真性妄想）と言われ、その内容を了解す

ることは不可能である。一方、その発生や内容が了解可能な妄想は二次妄想（続発妄想、妄想的観念）と呼ばれる。ここでは、一次妄想と二次妄想に分けて説明する。

＊一次妄想

これまで慣れ親しんだ世界が、新しい意味を帯びた何か不気味で途方もないことが起こりそうな世界にとって代わったと感じることを妄想気分と言う。世界が滅亡するという世界没落体験を伴うこともある。この妄想気分は、顕著な症状が出現する急性期の初期に多くあらわれる。

特別意味のない周囲の物ごとの知覚体験（見る、聴く、触れるなど）に対して、いきなり異常な意味づけをすることを妄想知覚と呼ぶ。たとえば、道路に停めてある車を見て「これで自分は殺される」という確信をもつ場合である。

ある日突然何の知覚体験もなく「自分は神である」「自分は特別な使命を帯びた人間である」などという不合理な考えを思いつき、それを確信することを妄想着想と言う。

＊二次妄想

二次妄想はその内容によって、「被害的妄想群」「誇大的妄想群」「微小的妄想群」に分けることができる。統合失調症では、被害的妄想群がもっとも多くみられる。

被害的妄想群：被害的妄想群は、自分に危害を及ぼす内容の妄想であり、なんらかの組織が自分を陥れようとしているという迫害妄想、絶えず誰かにつけ狙われているという追跡妄想、誰かにいつも見られているという注察妄想、食事や薬のなかに毒が入れられているという被毒妄想、自分の持ち物が盗まれたという盗難妄想などがある。

誇大的妄想群：誇大的妄想群は、自分を過大に評価する内容の妄想で、自分は神の命を受けた救世主であるという使命妄想、有名なタレントに愛されているという被愛妄想、自分は特別な高貴な家系の出であるという血統妄想、数々の偉大な発明をしたという発明妄想などがある。

微小的妄想群：微小的妄想群は、自分を過小に評価する内容の妄想であり、自分は不治の病に冒されているという心気妄想、自分の過去の行為や自分自身が罪深い者であると考える罪業妄想、財産の一切を失い自分には何も

残っていないという貧困妄想などがある。

（3）意欲・行動に関する症状

　意欲が低下し、自発性が減退した状態を意欲減退と呼び、意欲減退が進み自発性がほとんどなくなった場合を無為もしくは意欲欠如と言う。進行した統合失調症患者では、一日中何もせずぼんやりとして過ごし、退屈を感じないこともある。意識は正常（清明）でありながら、刺激に対してほとんど反応しない状態を昏迷と言う。緊張型統合失調症でみられるのが緊張病性昏迷である。

　欲動が病的に亢進し、運動が過多となった状態が精神運動興奮であり、緊張型統合失調症でみられる場合は緊張病性興奮と言われる。周囲との接触を失った意味不明の興奮状態で、絶えずなんらかの行動をし（運動心迫）、ときに衝動的な行為がみられる。

　意欲・行動に関する症状では、意欲の低下は社会からの後退を生じさせ、欲動の極端な亢進は対人交流を不可能にする。いずれにせよ、地域社会のなかでその一員として生活することを困難にさせる。

（4）自我意識に関する症状

　自我意識とは、自分の存在や精神活動に関する意識である。自分自身の存在や行為に加え、周囲の出来事や物に対する現実感がなくなることを離人症と言う。離人症には、自分自身が存在するという実感がない内界意識離人症、自分自身との間に隔たりがあり、周囲の物ごとに現実感がない外界意識離人症、さらに自分自身の体が自分に所属するという実感がない身体意識離人症がある。

　離人症以外に自我意識に関する症状としては、考えが自然に浮かんでくる自生思考、自分自身が自分以外の何者かによって操られていると感じる作為体験またはさせられ体験、自分の考えが他人によって抜き取られる思考（考想）奪取、他人の考えが自分に吹き込まれる思考（考想）吹入、自分の考えが周囲に知れわたってしまう思考察知、自分の考えが他人に伝わる思考伝播などがある。

　自我意識に関する症状を伴う対人関係は、しばしば相手に不可解な印象を

与える。対人交流の場面では、すでに自分の考えが相手に伝わっていることを前提に話をすることがあり、多くの部分が省略され、相手はその内容を理解できないことがある。たとえば、「恵子が病気になって…」という患者の話では、恵子という人が患者とどのような関係にある人かがわからなければ、内容を理解できないが、すでに恵子という人は患者の妹であることが相手に伝わっていると患者自身は思っているのである。また、自分自身の存在に実感がないことが、リストカットなどの自傷行為に繋がることもある。

(5) 知覚に関する症状

　知覚に関する症状の代表は幻覚である。幻覚は、「対象なき知覚」と呼ばれ、実在しない対象があたかも存在するかのように知覚される。統合失調症の幻覚でもっとも多いのは幻聴である。幻聴は、自分に対する噂や悪口、批判、命令などが人の声で聞こえてくるものが多く、その内容に影響を受け実際に行動することがある。たとえば、「家を出て行け」という幻聴で家出をし、数日街中を放浪したという場合である。また、幻聴に聞き入ることで、やるべきことに注意が向けられず思わぬ失敗をしてしまう場合もある。幻聴と対話しているとはたからは独語や空笑とみられる。幻聴以外には、実際にない臭いを感じる幻嗅、実際にないものが見える幻視、さらに奇妙で具体的な体感異常、たとえば「脳のなかに虫が入り込んでいる」というように感じる体感幻覚などがある。

[症状の区分]

　統合失調症の症状は、大きく陽性症状と陰性症状に区分される。陽性症状には、幻覚や妄想、興奮などのはなばなしく産出的な症状が含まれ、陰性症状には、思考の貧困や感情鈍麻（平板化）、意欲欠如、思考の貧困、意欲・発動性の低下、快感喪失など非産出的な症状が含まれる。滅裂思考などの思考形式の障害は、陽性症状に分類されることもあるが、独立して扱われることもある。

　陽性症状は、急性期に多く、抗精神病薬が比較的効きやすいと言われている。一方、陰性症状は慢性期に目立つようになり、一般的に従来の抗精神病薬（定型抗精神病薬）は効きにくいとされている。なお、新しいタイプの非定

型抗精神病薬は、陰性症状にも効果があるとされ、広く利用されるようになっている。

　また、上述した陽性症状や陰性症状以外にも心気症や不安、抑うつなど他の疾患でも生じる精神症状もみられる。

4 病型分類

　統合失調症は、伝統的に破瓜型、緊張型、妄想型の３つの型に分類される。すべての統合失調症患者がこれらの病型のどれかに明確に分類されるわけではなく、分類困難な例もある。また、破瓜型とされていた例が緊張型に移行したと思われる場合もある。

（1）破瓜型

　破瓜型は解体型と呼ばれることもある。20歳前後の青年期に緩徐に発病し、感情鈍麻、自発性減退などの陰性症状が徐々に進行する予後不良の型である。児戯性気分（多幸症）、解体した会話や行動が特徴である。

（2）緊張型

　緊張型は、20歳前後に急性に発病し、緊張病性興奮や緊張病性昏迷などの緊張病症候群が前景となる型である。症状は比較的急速におさまり、症状がおさまっている間は、重篤な感情や意欲の障害は残さず、ほぼ健常者に近い状態（寛解状態）になる。緊張病状態と寛解状態を繰り返す周期性の経過をとることもこの型の特徴である。

（3）妄想型

　妄想型は、他の型より遅い30歳前後に急性または亜急性に発病し、妄想や幻覚もみられるが、認知機能障害や感情の障害は軽度にとどまる。一般にパーソナリティは保たれ、慢性に経過する。妄想は被害妄想が主であるが、次第に誇大妄想に発展し、妄想体系が形成されることがある。使命妄想や血統妄想によって宗教団体を作り、自分自身を救世主と称する例もみられる。

5 基本的な治療

　統合失調症の治療は、薬物・身体療法と心理社会的療法に大きく分けられ、これらが並行して行われるが、作業療法は後者の心理社会的療法に含まれる。

[薬物・身体療法]

　統合失調症の治療にはさまざまな薬が使われ、薬物療法と言われる。中枢神経に作用して主に精神症状や行動に影響を及ぼす薬物は、総称して向精神薬と呼ばれる。さらに向精神薬の種類には、抗精神病薬、抗うつ薬、気分安定薬、精神刺激薬、抗不安薬、睡眠薬などがある。統合失調症の治療に主として用いられるのは抗精神病薬であるが、ほとんどの場合には他の向精神薬も組み合わせて用いられる。また、抗精神病薬の副作用を防ぐ薬も同時に使用されることが多い。

　抗精神病薬は、強力精神安定剤（メジャートランキライザー）、または自律神経遮断薬とも呼ばれ、主に幻覚妄想状態や不安緊張状態、精神運動興奮状態の改善のために用いられる。従来使われてきた抗精神病薬（定型抗精神病薬、従来抗精神病薬）による治療には、錐体外路症状（パーキンソン症候群やアカシジアなど）などの副作用があらわれることがあり、また感情鈍麻や意欲欠如などの陰性症状には効果が得られにくいという欠点があった。これらの欠点を解消するために新たに開発された抗精神病薬は、非定型抗精神病薬（新規抗精神病薬）と呼ばれ、近年広く用いられるようになっている。ほとんどの患者は、症状の激しい急性期を過ぎても、改善された精神状態の維持や再発を防止するために向精神薬の服薬を長期間続ける必要がある。

　身体療法に含まれる電気けいれん療法は、電気ショック療法、電撃療法とも呼ばれ、左右の前額部に電極を置き100Vの電流を数秒通電することで、全身の強直間代性けいれんを起こすものである。抗精神病薬が奏効しない緊張病性興奮や緊張病性昏迷の状態に用いられる。なお、副作用として骨折や脱臼などが生じることがあったため、最近では全身麻酔下で無けいれん性電気ショック療法が行われる傾向にある。

［心理社会的療法］

　上述の薬物療法や身体療法などの生物学的な治療法に対して、患者の心理や環境にはたらきかけて症状の軽減や社会的機能の改善をめざす治療法を総称して心理社会的療法と言う。心理社会的療法には作業療法も含まれるが、その種類は多岐にわたる。ここでは、精神療法、認知行動療法・認知療法、生活技能訓練、心理教育について述べる。

（1）精神療法

　精神療法は、心理療法とも呼ばれ患者との心理的な相互交流を通して行われる治療法である。対象となる患者の数により個人精神療法と集団精神療法に分けられる。個別に行う場合を個人精神療法、複数の患者を同時に対象とし、患者間の相互交流も奏効因子として重視する場合を集団精神療法と呼ぶ。また、治療技法によっても数多くの種類に分けられるが、ここでは、①支持的精神療法、②表現的精神療法、③洞察的精神療法、さらに、④訓練的精神療法に分けて説明する。精神療法の基本的な治療技法は、作業療法における患者と作業療法士の治療的交流の基礎技法でもある。

①支持的精神療法

　患者の心理的な問題に直接はたらきかけることはせず、受容、傾聴、慰め、安心づけ、励まし、保証、説明、助言などによって、患者の自我を支えることで精神的な安定を図り、適応能力を回復させようとする方法である。この方法は、疾患や障害を抱えた人を援助する専門職に共通する基本的な技法と言うことができる。

②表現的精神療法

　患者の苦しみや不安、不満、怒り、憎しみなどのうっ積した感情を表現、発散させることで、心的緊張を解き精神的な安定を得る方法である。カタルシス法とも呼ばれる。患者が自分の感情を安心して表現するには、その前提として患者と治療者との信頼関係が必要になる。

③洞察的精神療法

　探索的療法とも呼ばれる。病因となる自己の心理的葛藤や病理性を患者自身が理解する（洞察する）ことによって、より健康的な人格構造に変化させることをめざす。この方法は、治療者が患者に関心をもち、理解することで

患者自身の自己理解を助けるという、患者と治療者間の相互関係を通して行われるものであるが、患者が自分自身の病理性を洞察する過程には、大きな苦痛を伴う場合がある。したがって、この方法を実施するには、患者への心理的な侵襲を避けるために、治療者自身も十分な専門的訓練を受ける必要がある。

④訓練的精神療法

新たな学習や訓練などの体験を通して、適応性の改善や症状の軽減をめざす方法である。実生活のなかで生きていく方法を自分自身で身につけることをめざす。後に説明する生活技能訓練も訓練的精神療法と言えるであろう。

（2）認知行動療法・認知療法

認知行動療法は、自分や周囲の事物に対する認識の仕方、すなわち認知のあり方が個人の行動や感情に影響を及ぼすという考えに基づいた治療法である。認知行動療法では、行動や感情とともに認知のあり方にも介入することで、行動の修正や感情の安定とともに認知のあり方を適応的なものへと変えることを目標とする。そして、認知のあり方が感情や行動に影響を及ぼすことを患者が理解し、患者自身が認知のあり方や感情、行動をコントロールする、すなわちセルフコントロールが可能になることを重視する。

認知行動療法のなかには、統合失調症の幻聴や妄想への対処に特化したユニークな方法もある。原田[15]は、認知行動療法の技法を用い、患者の幻聴のとらえ方に変化を与え、幻聴への対処力を増すことを目的としたアプローチ法を創始した。また、この方法について患者や家族に説明するために「正体不明の声―対処するための10のエッセンス―」と題した冊子[16]を作成している。この10のエッセンスには、①「正体不明の声」はこうして生まれる、②「正体不明の声」を精神科では「幻聴」または「幻声」と呼ぶ、③「幻聴」のルーツ、④「幻聴」の悪影響、⑤「幻聴・妄想」治療のポイント、⑥「幻聴・妄想」治療の基本事項、⑦「幻聴・妄想」に対処するための生活上の注意、⑧「幻聴・妄想」に対する薬の効果、⑨「幻聴」の受け止め方、⑩「幻聴」への態度、が含まれている。

(3) 生活技能訓練

生活技能訓練は、Social Skills Trainingの訳語であり、SSTや社会生活技能訓練などとも呼ばれる。脆弱性－ストレス－保護因子モデルを治療的仮説として、認知行動療法と社会的学習理論に基づく技法を用いた系統的な学習訓練によって、適切な生活技能を獲得し、再発を防ぎ、さらに生活の質を高めることを目的としている。

わが国では、リバーマン（Liberman, RP）[17]によって体系化された方法が多く用いられている。この生活技能訓練には、基本訓練モデルと問題解決技能訓練、さらに自立生活技能プログラムがあるが、ここでは、基本訓練モデルについて説明する。

基本訓練モデルは、おおよそ次のような流れで行われる。まず、①患者の長期の個人的目標を設定し、②個人的目標を達成する過程で近いうちに問題になりそうな対人状況を特定する。③特定した対人状況を患者に演じてもらい（ロールプレイ）、その内容の良い点と改善すべき点を見極める。④良い点には正のフィードバック（ほめる）を与え、一方改善すべき点には改善する方法を見出して伝える。⑤適切な対処技能を他のメンバー（モデル）にロールプレイしてもらい、適切な技能に正のフィードバックを与える。⑤その状況に上手く対処するために必要な言語的、非言語的技能をことばにするように患者に求める。⑥患者は、治療者の積極的なコーチングを受けながらロールプレイを行い、そのなかで適切な技能を用いるようにうながされる。⑦新しく身につけた技能を実際の生活場面で実行するように宿題が出される。

(4) 心理教育

心理教育は、効果的な治療やリハビリテーションを進めるために、患者や家族を対象に行われる教育的援助アプローチの総称である。心理教育では、患者の心理状態に配慮しながら病気の性質や治療・リハビリテーションの進め方、対応方法などの情報が提供され、主体的な病気への対処や良好な治療関係の樹立、対処技能の獲得をめざす。家族の感情的な対応が患者の再発率を高めるという研究結果から、家族の不安を軽減し再発を防止する手段としても重要視されている。

第4章

統合失調症患者を理解するための基礎知識

1 統合失調症患者の3つの側面

2 回復過程

3 行動特性と認知機能障害

4 障害の構造(障害論)

5 脆弱性－ストレス－保護因子モデル

6 病前性格と人柄

7 生活課題と基本的欲求

8 ドパミン仮説

これまで統合失調症の概念と歴史や症状、基本的な治療について述べてきたが、この章では統合失調症患者を理解するうえで重要となるいくつかの基礎的な知識について説明する。

1 統合失調症患者の3つの側面

統合失調症という病気は一見してわかりにくいが、関わりをもつことで理解が深まることもある。たとえば統合失調症の特性として刺激に敏感になりやすく、原因は自分にあると自虐的となってわざわざ人から嫌がられる行為をして、周囲からの攻撃・制裁に身をさらして孤立へと自らを追い込んでいく姿[18]に直面することがある。また、周囲から愛され受け入れてもらいたいと心の底では感じていながらも、周囲に敵意や妄想を抱く関係をとりやすかったりする行為も作業療法場面でよく観察されるところである。このように、自分のような価値のない人間によくしてもらったら自分を傷つけたくなるといった姿に接したときの作業療法士は、どのようにふるまえばよいのであろうか。

人は誰もが状況や相手によって見せる姿が異なるものではあるが、特に統合失調症患者においてはその傾向が強く、安心できる場面ではその人の良い面や健康な部分があらわれやすい一方で、慣れない状況や緊張する場面では普段できていたことができないという姿や病気の結果としての障害が浮き彫りとなり、さらに緊張やストレス状況が継続されると病気の再発や急性期状態が引き起こされる姿を目の当たりにすることがある。

こうした統合失調症患者の姿は、①病気の側面（陽性症状、陰性症状など）、②障害の側面（現実との関わりの喪失、自信喪失・傷つきやすさ、主体性や積極性の低下など）、③健康の側面（正直、真面目、優しさ、人から愛され愛したいという思いなど）の3つの側面（**図2**）から理解することができる。そして、統合失調症患者は置かれた状況によって表出される3つの側面の割合が異なることから、3つの側面を全体的に理解し、同時に対応していくという観点

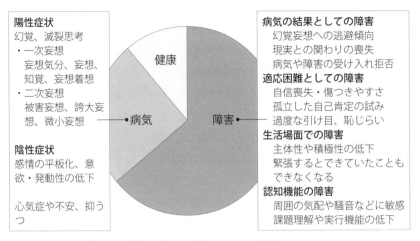

図2　統合失調症患者の病気・障害・健康の３つの側面

から、これらの３つの側面に焦点を当てることによって、作業療法場面での
ありのままの姿を理解し適切に対応することが可能になる。

　すなわち、作業療法では、病気や障害の側面に視点を置いた「できないこ
と」に焦点を当てるだけではなく、長所や強みである残された「できること」
を引き出し、活用していく、健康の側面を拡げていくという姿勢がまず大切
である。健康の部分が拡がることにより、相対的に病気の側面や障害の側面
が小さくなり、全体としては健康な側面が多くを占めることになる。また同
時に、病気の側面や障害の側面を縮小させる関わりも作業療法アプローチの
重要な視点である。

　こうした作業療法の場面で観察される３側面の割合の変化（図3）[19,20]をと
らえることで、統合失調症患者の病気・障害・健康の３側面から理解し対応
していく作業療法を次のように展開していくことができるであろう[21]。

　作業療法場面で安心できる状況をつくりだすことによってあらわれてくる
健康な側面の理解は、患者のもつストレングスの理解ととらえることができ
き、対象者と作業療法士との間の関係を安定させる。このように患者自身の
もつ長所を伸ばすことにより、病気や障害があってもその人らしく現実的な
作業療法を実施していけるようになる。一方、作業療法活動での実行機能に
不安を抱き、さらに達成感がもてない場合は、緊張からの失敗や要領の悪さ

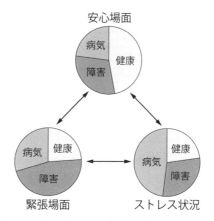

図3　状況による3側面の変化（文献19）より引用）

から引け目が生じ、さらに逃避傾向があらわれることがある。これらは病気や障害の側面としてとらえることができる。作業療法を、安心できる場を提供し、失敗を防ぐ手立てを講じることで病気や障害の側面を縮小させることを可能にしていくという視点でとらえると、健康・病気・障害の3つの側面に同時に対応していける治療法と言える。

　作業療法での緊張場面への反応は個人差もあるが、集団のなかの個人の反応に気づかずにいると、症状の逆戻りや病気再発のリスクを見逃すことにもなるので注意を要する。言い換えれば、作業療法での活動体験においてひきこもりや急に猜疑的になったなど普段と違う言動や様子が観察されたのであれば、患者とともにこれまでの作業療法場面での体験をふりかえり、こうした反応を患者が自分自身の再発兆候として理解できるように援助する。これは現実的な体験に基づいた心理教育の機会であり、再発の兆候に気づき、再発を未然に防ぐ対処方法を患者自身が身につけるために作業療法が役立つ。

　このように作業療法では、設定された状況や作業療法士の対応の仕方によって、統合失調症患者の病気・障害・健康の3つの側面が自然に観察される。さらに作業活動を媒体にして関与しながら病気・障害・健康の側面の割合の変化を観察できるのは作業療法のもつ治療構造の特徴によるものであろう。

2 回復過程

　統合失調症の回復には、ひとつの典型的な過程を定めることができる。その過程は、回復過程または寛解過程とも呼ばれ、いくつかの時期に分けられる。それぞれの時期の呼称には統一されたものはないが、ここでは、①前駆期、②急性期、③臨界期、④回復期前期、⑤回復期後期に分けて説明する（図4）。この回復過程は、ひとつのモデルでありすべての統合失調症患者にあてはまるものではない。患者によっては、回復過程のある時期にとどまり遷延化する場合もある。また、回復過程の途中から再び前駆期を経由して再発することも稀ではない。この回復過程は、時間の経過に沿って患者を理解する縦断的な見方であり、患者の現在の回復段階を確認し、さらに今後の回復の方向を予測できるようになる。

（1）前駆期

　前駆期は、前兆期または前触れの時期とも呼ばれ、急性統合失調症状態に至る前の準備状態と言える。この時期は、漠然とした緊張感や余裕のなさ、周囲に対する知覚の敏感さがみられ、またしばしば頭痛、動悸、不眠などの自律神経症状があらわれる。これらの症状は統合失調症特有なものではなく、さまざまな心身の不調時にみられるものであり、そのためこの段階で精神科を受診することはほとんどない。再発の場合も他の回復段階からこの時

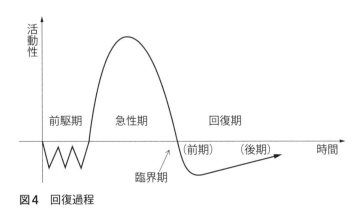

図4　回復過程

期を再度経由して急性期に至ると言われている。

（2）急性期

　急性期には多彩で顕著な精神症状があらわれ、精神科の治療が開始されるが、精神科病院への入院を必要とすることも少なくない。妄想や幻覚が活発な、いわゆる幻覚妄想状態になり、患者によっては精神運動性興奮や昏迷が著しい場合もある。疎通性は不十分で、眠らず食事もとれないことも多い。患者は、強い恐れや不安、緊張、焦りなどを体験する。この時期は、病的な体験を軽減し、圧倒される不安を鎮めることが治療の第一の目標となり、そのためには十分な薬物療法と刺激の少ない静かな環境が必要になる。

　特に精神科病院での入院治療を開始する場合、患者自身は自分が病気であることを認めたがらないこともあるので、入院の必要性を丁寧に説明し、同意を得る必要がある。また、入院に至るまでに患者とともに家族も疲憊しており、したがって家族が十分な休息をとれるように配慮することも重要である。

（3）臨界期

　急性統合失調症状態から回復過程へ移行する時期である。病的体験がいくぶん薄れ、自分の置かれた状況がわずかずつみえてくる。そのために、この臨界期は心理的に不安定で強い支持を要する時期であり、自殺を防止するための配慮も必要になる。

　身体的変化として、下痢や便秘、腹痛などの自律神経症状やアカシジア（静坐不能）などの薬物による副作用の一過的な増強が生じると言われている。したがって、薬物の副作用であるアカシジアの発現は、回復過程の始動を示す指標ととらえることもできる。

　また、臨界期を乗り切るには特別のエネルギーが必要であり、臨界期に入れない場合や臨界期に数年とどまる場合もある。

（4）回復期前期

　回復期前期になると、不安焦燥感が鎮まる反面、意欲減退や全身脱力感が出現し、傾眠臥床傾向がみられるようになる。食事や入浴などはうながすと

できるが、自室で臥床していることが多く、他者と交流することはほとんどみられない。話しかけても他人事のようでぼんやりとした印象を受ける。このような状態を「繭に包まれた」と喩えることがある。複雑な思考はまだ難しく、自分の考えをまとめて言語化することも困難である。この活動性が低下した状態は、精神病後抑うつや寛解後疲弊病相と呼ばれることがある。

　この時期は、休息を第一としながらも、患者の活動性の回復を的確に図ってはたらきかけるという対応が重要になる。早すぎるはたらきかけは症状の再燃を招く恐れがあり、また長すぎる休息は慢性化、固定化に繋がる可能性がある。

（5）回復期後期

　回復期後期になると、ぼんやりとした印象が薄れ、活動性も次第に高まってくる。そしてこの時期は、自分の置かれた現状や今後のことについての現実検討が始まる時期でもある。入院治療を受けていた場合は、退院へ向けての具体的な準備が始まり、外出や外泊も試みられるようになる。

　現実感が回復し、現実検討が始まると、厳しい現実に直面することにもなる。この現実への直面による失望感や寂寥感を十分にくみとり、患者の焦りを可能な限り軽減することは、この時期の重要な対応である。これから現実に立ち向かい、新たな生活を始めようとする患者を支える必要があり、現実に圧倒され自殺企図に及ぶ場合があることにも十分に留意すべきである。

　回復過程に基づく統合失調症患者の理解は、それぞれの回復段階で行うべき作業療法の内容を決める目安になる。原則としては、過剰な刺激を避けるために急性期には作業療法は行わないが、急性期から回復期前期へ移行する臨界期から作業療法が開始され、その後、回復過程に沿って地域社会で生活ができるように治療・介入が行われる。また回復期を過ぎ精神的な安定を確保しながら生活を維持する時期（維持期）にも、孤立を防ぐ、仕事に就き継続する、再発を防ぐ、など作業療法は重要な役割を果たす。

3 行動特性と認知機能障害

　統合失調症患者では、行動の面でもさまざまな特徴がみられる。例として木工作品作りでの出来事を紹介しよう。図5にあるような木製の本立てを数人で、4週間ほどかけて仕上げる過程でのことである。

　まず、よくみられるのは作業が長続きしないことである。途中で集団から離れて煙草を吸いに行ったり、休んだりしてしまう。このように長時間、注意を持続して作業を行うことが苦手な患者は少なくない。

　また、本立ての塗装では多くの塗料を床に落としたり、自分の手にべっとりとつけてしまったりという場面もたびたび目にする。「床に落とさないように」と注意をしても、あまり効果がみられないこともある。これは、本立てに塗料を塗ることには注意を向けるが、同時に床や自分の手に注意を向けることが苦手だからだと推測できる。

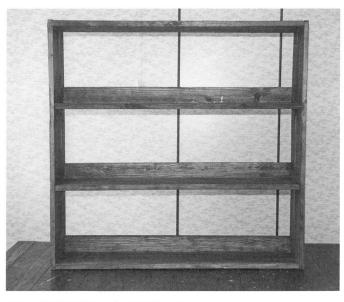

図5　集団作業療法で作り上げた本立て

また、この本立て作りの工程は、割合単純で用いる材料や道具も多くはないが、すでに同じものをいくつか作った患者に「ひとりで作れそうですか」とたずねると、「いいえ無理です。どう作ればいいのかわかりません」と答えが返ってくることも稀ではない。「次は○○をしますよ」と具体的に指示を出すと、その工程自体はできるが、その工程が終了した後に自分の判断で次の工程に進むことはせず、ときには止まってしまうこともある。これらの行動は、本立て作りの全工程を理解し、また今の工程がどの段階であり、次に何をすべきかなどを自分自身で判断できにくいためだと思われる。さらに同様な別の例を紹介すると、クリーニング作業の過程で、自分の担当である洗浄が終わった患者が、仕上げの段階が終わらず他の患者が忙しくしていても手伝おうとしないことに対して、「気が利かない」「怠け者」と言われる場合である。これもクリーニング作業全体を理解できておらず、自分の担当部分が終わっても何をどのように手伝ってよいのか判断できないことによると考えられる。

　これら木工作品作りやクリーニング作業でみられた行動面での特徴は、認知機能に含まれる注意の持続、注意の分配、さらに陳述記憶や実行機能の障害が関連していると考えられる。注意の持続とは、ある一定時間刺激に反応し続けるための注意の持続能力であり、注意の分配は、複数の刺激や情報に同時に注意を向ける能力である。また、陳述記憶は、長期間保持される記憶（長期記憶）のうち言語的に表現できる記憶で、上記の例では本立てを作るための手順や材料、道具などについての記憶である。さらに、実行機能は、課題を達成するための戦略を立てて、それを適切に実行する能力である。

　上記の注意の障害、記憶の障害、実行機能の障害の他に、他者の表情や言動、行動などから相手の感情や意思などを推測し、自分の意思決定を行うことを社会的認知機能と呼ぶが、この機能にも障害が認められると言われている。この社会的認知機能は対人関係を保ち、また職場などで周囲との関係を上手く維持するために必要な認知機能である。

　統合失調症患者でみられる認知機能障害の特徴や程度は、社会生活を送るうえでの能力との間に大きな関連性があるとされている。

　さらに、昼田[22]は、「統合失調症患者だけに認められる行動である、などと言おうとしているわけではもちろんない」「全統合失調症患者が、ここにあげ

た諸特性をひとつ残らず、おなじつよさで背負っているわけではない」と断ったうえで、統合失調症患者にみられる行動特性を、「認知障害と過覚醒」「常識と共感覚」「自我境界」「時間性」に分けて列挙している（表5）。

　まず「認知障害と過覚醒」に含まれる行動特性については、主に覚醒水準や持続的注意、配分的注意、選択的注意などの注意機能の障害、さらに実行機能の障害、記憶障害という観点から解釈している。また「常識と共感覚」に含まれる行動特性は、相手の立場に立って考える、自分の見方に固執せずに、場合によっては自分を他人の目でながめてみる、といった脱中心化の困

表5　統合失調症患者の行動特性（文献22）より引用）

```
Ⅰ．認知障害と過覚醒
　　1．一時にたくさんの課題に直面すると、混乱してしまう
　　2．受身的で注意や関心の幅がせまい
　　3．全体の把握がにがてで、自分で段取りをつけられない
　　4．話や行動に接穂がなく唐突である
　　5．あいまいな状況がにがて
　　6．場にふさわしい態度がとれない
　　7．融通がきかず、杓子定規
　　8．指示はそのつど、ひとつひとつ具体的に与えなければならない
　　9．形式にこだわる
　　10．状況の変化にもろい、とくに不意打ちに弱い
　　11．慣れるのに時間がかかる
　　12．容易にくつろがない、常に緊張している
　　13．冗談が通じにくい、堅く生真面目
Ⅱ．常識と共感覚
　　1．現実吟味力が弱く、高望みしがち
　　2．世間的・常識的な思考・行動を取りにくい
　　3．他人の自分に対する評価には敏感だが、他人の気持ちには比較的鈍感
　　4．自分を中心にものごとを考えがち
　　5．視点の変更ができない
Ⅲ．自我境界
　　1．話に主語が抜ける
　　2．あいまいな自己像
　　3．秘密をもてない
Ⅳ．時間性
　　1．あせり先走る
　　2．同じ失敗を何度もくりかえす
　　3．リズムにのれない
```

難さや社会的認知機能の障害の観点から、さらに「自我境界」「時間性」に含まれる行動特性を、前者は自分と他を分かつはっきりした境界がないという自我境界の問題から、後者は将来に向かっているはずの時間が現在だけに狭まり、時間の流れが分断されているという時間性の病理の問題から説明している。

　これらの行動特性や認知機能障害は、統合失調症患者の生活にさまざまな影響を与える。作業療法士は、認知機能障害や行動特性の存在を把握しながら、日常生活や就労などの支援を行う。

4 障害の構造（障害論）

　統合失調症ではさまざまな生活上の障害が生じる。この生活上の障害は、「生活のしづらさ」や「生活障害」と呼ばれる場合もある。すでに述べたように作業療法は、精神疾患やこれまでの苦難を伴う体験で形づくられた困難な生活を脱して、新しい生き方を精神障害者自身が構築することに関わるわけであるから、統合失調症によって生じる生活上の障害についての理解は欠くことのできないものである。なお、ここでは障害のあり方や分類、原因などについてのとらえ方を障害論と呼ぶ。

1 WHOの国際障害分類

　1980年、世界保健機関（WHO）は、国際障害分類（International Classification of Impairments, Disabilities and Handicaps：ICIDH）を発表した。この分類は、これまであった疾患の障害を、疾患（disease）と3つの異なるレベルの障害（Impairment、Disability、Handicap）に分け、それぞれの関係を示したものである。上田[23]は、3つの異なるレベルの障害をそれぞれ、機能・形態障害、能力障害、社会的不利と訳し、さらに新たに「病い（illness）」という概念を加えた（図6）。

　まず機能・形態障害（impairment）は、障害の一次的レベルであり、直接疾患（外傷を含む）から生じる。生物学的なレベルでとらえた障害である。能

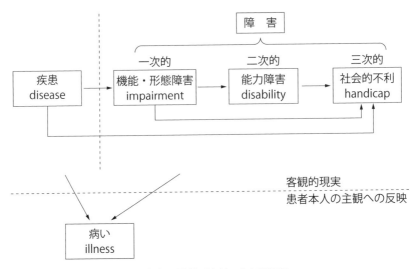

図6　ICIDHに基づく疾患と障害の関係（文献23）より引用）

力障害または社会的不利の原因となる、またはその可能性のある、機能（身体的または精神的な）または形態のなんらかの異常を言う。

　能力障害（disability）は、障害の二次的レベルであり、疾患、機能・形態障害から生じる。人間個体のレベルでとらえた障害である。与えられた地域的・文化的条件下で通常当然行うことができると考えられる行為を、実用性をもって行う能力の制限あるいは喪失を言う。

　社会的不利（handicap）は、障害の三次的レベルであり、疾患、機能・形態障害、あるいは能力障害から生じる。社会的存在としての人間のレベルでとらえた障害である。疾患の結果として、かつて有していた、あるいは当然保障されるべき基本的人権の行使が制約または妨げられ、正当な社会的役割を果たすことができないことを言う。

　さらに上田は、以上の3つのレベルの障害の他に別の次元の問題として「病い（illness）」の重要性を指摘している。この「病い」とは、客観的現実としての3つのレベルの障害によって引き起こされた患者本人の主観的な体験であり、自尊心や価値観、人生の目的などへ影響を及ぼすとされている。たとえば、同じような障害の状態であったとしても、自分自身の状態を「な

にもできなくなった」ととらえる場合と「まだできることがある」ととらえる場合では、行動や感情のあり方に大きな違いが生じてくる。この病気や障害のとらえ方が患者のあり方に影響を及ぼすと言うのである。

　なお、国際障害分類は2001年に国際生活機能分類（International Classification of Functioning, Disability and Health：ICF）に改められており、第7章で詳しく説明する。

2 疾患と障害の関係

　統合失調症患者の疾患と障害は、大変複雑で分かちがたい関係にある。しかし、作業療法において患者を理解し、治療・介入の方法を決定するためには、疾患とそれぞれの障害の関連性について整理することは欠くことのできない手順である。そこで、精神障害者における疾患と障害の区別の必要性を提言し、ICIDHに基づき精神障害の分類を試みた蜂矢の障害論、さらに同様に疾患と障害との関連性について論述している臺と安斎、ウィング（Wing, JK）らの障害論を以下に紹介する。

　ここでは、精神医学的な精神症状や精神機能の障害に限らず、精神疾患に罹患したこと自体やその後の苦難を伴う生活体験の積み重ねが患者の心理面に及ぼす悪影響、生活するうえでの技能の未獲得や喪失、社会の偏見や差別など、すなわち生物学的レベル、心理学的レベル、さらに社会学的なレベルの問題が統合失調症患者の生活に深刻な影響を与えていることを理解して欲しい。加えて、さまざまなレベルの障害を解消または軽減させることで、精神障害者自身が新しい生き方を構築することに関わる作業療法では、対象を生物学的、心理学的、社会学的な観点から理解する、いわゆる全人的な見方が重要であることをしっかりと認識する必要がある。

（1）蜂矢による障害論

　蜂矢[24]は、ICIDHに基づき精神障害の障害分類を試み、さらにそれぞれの障害に対するアプローチを示した。まず機能障害（impairment）として思考障害、知覚・注意・衝動・情動や気分・意志などの障害をあげ、次に能力障害（disability）として社会生活能力、対人関係能力、作業能力の障害を、さ

らに社会的不利（handicap）として職業・所得・住居などの制限をあげている。

　また、それぞれの障害に対するアプローチとして、まず、能力障害に対しては、これまで多くの施設で行われてきたように社会生活能力の向上や対人関係能力の改善をねらった生活指導、作業能力の改善・回復をねらった作業訓練があり、これらは社会生活に適応させることを目的としていることから適応的アプローチと呼んだ。そして、この適応的アプローチの有効性を認める一方で、限界のあることも否定していない。

　また、その他に疾患と障害の関係で重要視したのが、精神障害は疾患と共存するという特徴である。この考えは、砂原[1]が障害と病気の関係から、①独立した障害、②病気と共存する障害、③病気の後にくる障害、に分けた分類に基づいている。①は精神遅滞やサリドマイド児のように生まれながらの障害であり、②は慢性疾患の場合などで疾患と共存する障害、さらに③は脳梗塞後の麻痺のように疾患の後にくる障害である。

　精神障害が疾患と共存するということは、疾患自体の治療と障害に対するリハビリテーションが同時に行われなければならないことを意味している。

（2）臺による障害論

　臺[25]は、疾患と障害の区別に積極的な意義を認めようという蜂矢の提言に賛同し、独自の障害分類を試みた。障害を問題のレベルの差から3つに分け、impairmentを疾患そのものによる機能障害、disabilityを機能障害に基づく生活能力の低下、およびそれに失敗や経験不足などによる二次的影響の加わった生活障害、handicapを生活障害に伴って起こった社会的不利で社会障害とした。そして、特に生活障害について詳細に論述し、生活経験の学習を本質とする生活療法の対象であることを強調している。一方、社会障害については多くを言及していない。

　まず、機能障害については、「器官レベルでとらえることとすると、分裂病（統合失調症）では脳機能が問題となり、まだ明確に規定できる状況にはない」「分裂病（統合失調症）の知識の現状では、機能障害と能力低下を明確に区別するのが無理なのである」と述べている。

　次に、生活障害としては、①食事の仕方、金銭の扱い、服装の整え方、服

薬の管理、社会資源の利用の仕方の欠陥などの生活の仕方のまずさ、②人づきあい、挨拶、他人に対する配慮、気配りのまずさ、尊大と卑下がからんだ孤立などの対人関係のまずさ、③きまじめと要領の悪さが共存し、のみ込みが悪く、習得が遅く、手順への無関心、能率、技術の低さが協力を必要とする仕事に困難をもたらすという仕事場での困難、④生活経過のうえでは安定性に欠け、持続性に乏しいこと、⑤すべてにわたって、現実離れした空想にふけることが多く、生きがいの喪失、動機づけの乏しいことをあげている。

さらに、以上の生活障害に対しては、生活経験の学習による生活技能の訓練、習熟、生活シナリオの発見、会得、生活舞台の構築が必要であると指摘している。

（3）安斎による障害論

安斎[26]は、精神疾患における疾患と障害の関係は身体疾患における場合とまったく異なっており、疾患と障害とは相互に作用し合い、分かちがたく結びついていることを強調した。「疾病は障害を変質させ、変形させ、陰蔽し、障害も疾病を変質させ覆い隠す」、したがって「精神疾患においては疾病と障害を分けることよりも、疾病と障害の相互作用を把握することが重要である」と述べている。そして、精神疾患における疾病と障害の関係の特徴として以下の5つをあげた。

①疾患によるImpairments（精神機能の異常）は患者の表情、ことば、行動、人間関係を通して社会の中に障害としてあらわれるが、この障害は同時に疾病の精神症状でもある。

②発症初期から疾病の症状と障害が共存してあらわれる。

③障害に疾病の特徴があらわれる。分裂病（統合失調症）による障害、躁うつ病による障害、てんかんによる障害ではそれぞれ障害のあらわれ方が異なる。したがって障害から疾患名を切り離せない。

④障害に対するリハビリテーションや援助は同時に疾患の治療でもあり予防でもある。

⑤つねに疾病再発の危険を伴なう。

（4）ウィングらによる障害論

　ウィング（Wing, JK）ら[27]は、社会的能力障害、精神医学的機能障害、社会的不利、好ましくない個人的反応に分けて説明している。

　社会的能力障害とは、ある個人が期待し、その人にとって重要な人びとあるいは社会一般から期待される水準までに、社会的な行動をすることができない状態を言う。この社会的能力障害は、精神医学的機能障害あるいは症状、社会的不利、好ましくない個人的反応を原因として生じる。

　次に、精神医学的機能障害とは、自発性の低下や奇妙で、受け入れにくい、自己破壊的な、あるいは反社会的な行動、障害の性質や重さに対する患者の認識の欠如であり、家庭内や職場で、あるいは近所の人、一般的な世間の人との間で問題や衝突を生じさせ、リハビリテーションの過程で問題となる。また、慢性の統合失調症の場合、もっともしばしばみられるのは、社会的ひきこもり、感情の平坦化、動作の緩慢、活動性の低下、話しことばの貧困、無感情（apathy）、自己無視（self-neglect）やコミュニケーションにさいして言語的、非言語的手段のいずれも用いることが困難であることなどである。

　また、社会的不利とは、家族内あるいはそれ以外での孤立、または敵意のある環境、職業的能力を身につける機会の欠如、社会的烙印、貧困、失業、身よりがないことなどである。この社会的不利は、精神医学的機能障害から生じる社会的能力障害を持続し拡大する要因になり、また年を経るとともに累積する傾向にあるとしている。

　さらに、好ましくない個人的反応とは、精神医学的機能障害と社会的不利の組み合わせによってもたらされる患者の反応である。インスティチューショナリズム（施設症）は、配慮がなく、烙印押しの役をしている社会環境によって引き起こされる自信欠如、自尊心の貧困、動機づけの低下であり、好ましくない個人的反応の極端な例である。

5 脆弱性－ストレス－
保護因子モデル

　脆弱性－ストレス－保護因子モデルは、精神障害リハビリテーションの実践の意義を説明する重要なモデルである。このモデルは、精神生物学的脆弱性、社会環境的ストレス要因、さらに保護因子、これら三者の関係によって、患者の病気の経過や転帰が決まるという考え方である。精神生物学的脆弱性とは、遺伝や神経発達学的な要因に根ざすと考えられている脳のもつ脆さを意味している。この精神生物学的脆弱性が大きいほど、統合失調症の発症や再発が起こりやすいということになる。社会環境的ストレスには、われわれが社会生活を送るうえで受けるストレス、たとえば、重要な人を失うなどの喪失体験、社会的孤立、経済的な困難、他者からの拒否、家族の感情的な対応、日常的ないざこざなどが含まれる。この社会環境的ストレスは、統合失調症の発症や再発の可能性を高める方向に作用する。

　上述した精神生物学的脆弱性と社会環境的ストレスは、相互に関係し合いながら統合失調症の発症や再発、患者の社会機能の低下、さらには生活の質の低下を招くが、一方、保護因子はこれらとは逆の作用をもっている。すなわち、精神生物学的脆弱性や社会環境的ストレスの悪影響から患者を保護する方向にはたらくわけである。保護因子には、患者自身が本来もっている回復力や社会的能力、正常な認知機能などの特性と、患者を取り囲む環境側がもつ家族の支援や安心できる住居、治療者との良好な関係などの特性が含まれる。

　このような作用をもつ精神生物学的脆弱性と社会環境的ストレス、さらに保護因子の互いの関係によって、統合失調症患者の病気の経過や転帰が決まるというのである。したがって、精神障害リハビリテーションでは、社会環境的なストレスを減らし、保護因子を強化することで、統合失調症患者の病気の経過や転帰を改善することができるということになる。すでに説明した生活技能訓練は、適切な対処技能を獲得することで、このモデルで言う保護因子を強化し、社会環境的ストレスを軽減することになる。たとえば、頼まれごとを断れず、そのことが強いストレスとなっている人が、練習によって

適切に断れるようになれば、ストレスは軽減される。生活技能訓練は、このようにして再発や社会的機能の低下、生活の質の低下を防ぐことに役立つのである。

　作業療法を行ううえでもこのモデルは有用である。このモデルに基づき社会環境的ストレスが過剰にならないように環境を整え、同時に保護因子を強化するために、自分や外界に対する否定的な認知の改善、適切な生活技能の獲得、精神的な支えとなる他者との関係づくりなどを作業療法で行う。

6 病前性格と人柄

　統合失調症患者には、特有の病前性格や病前行動がみられると言われている。統合失調症患者の病前性格について体系だった検討を行ったドイツの精神医学者クレッチマー（Kretschmer, E）は、統合失調気質として、①非社交的、静か、内気、きまじめ、かわりもの、②臆病、はにかみ、敏感、感じやすい、神経質、興奮しやすい、自然や書物に親しむ、③従順、おひとよし、温和、無関心、鈍感、愚鈍の3群をあげた。このうち、①群は統合失調気質の性格全域を貫くものであり、周囲の人との接触が上手くいかず自閉的であるという要素である。②群と③群は、敏感と鈍感の両極を示し、①群に加えてこれらの2群がともに存在するところに統合失調気質の特徴がある。

　また、アメリカの精神医学者アリエティ（Arieti, S）は、統合失調症患者の特徴として、社会から後退する傾向をあげている[28]。統合失調症患者では、「多かれ少なかれ著しい程度に、社会化する能力、すなわち他人とコミュニケートし合い、他人と体験を分与する能力の毀損が存在する」としている。さらに、「体験を分与する能力が非常に障害されているので、どんな計画にも他人と自発的に加わることができない」と述べている。そしてこのような特徴的な行動は、「不安を伴う社会的経験からひきこもりたいという欲望によって動機づけられてはいるが、この欲望の現実化以上のなにものかである脱社会化の過程を、患者は体験する」と説明している。すなわち、統合失調症患者には、不安を伴う社会的経験を避けるために他者と関わることをせず、その結果、社会化していく過程から外れてしまう傾向があるとしている。

統合失調症患者の人柄は、他のさまざまな観点からも推し量ることができる。その観点のひとつは自己効力感である。自己効力感は、ある結果を生み出すために必要な行動をどの程度上手く行うことができるかという個人の確信のことを言う。自己効力感の高い人は、課題に対して積極的に取り組み、努力を維持し、結果的に高い水準の遂行がなされると言われている。統合失調症患者では、この自己効力感が健常者より低い傾向がみられる。したがって、このことからも受身的で引っ込み思案であるという統合失調症患者の一般的な傾向がうかがえる。

　また、視覚的な手段でもその人柄をうかがい知ることができる。図7は48歳の統合失調症の男性が描いた樹木画である。樹木画では、用紙全体が本人の認識している自分の住む世界を、樹木は本人の認識する自分自身を象徴すると言われている。この絵に描かれた樹木は小さく、弱々しい印象を与え、まるで周りの世界に圧倒されて消え入ってしまいそうである。このような弱々しい樹木画を描く統合失調症患者は少なくない。この樹木画からも統合失調症患者の人柄が推察できる。また、この樹は先端が開いたメビウスの木と呼ばれるもので、病的な退行を表すものとされている。

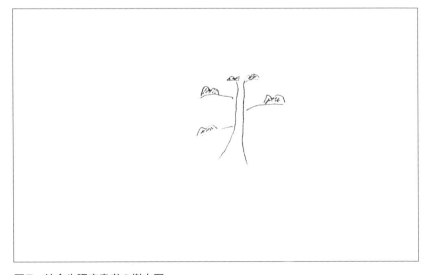

図7　統合失調症患者の樹木図

以上説明したクレッチマーの統合失調気質、アリエティの指摘した社会から後退する傾向、さらに自己効力感、樹木画の特徴はともに、対人関係を伴う社会的経験を避けがちであるという共通する行動の特徴を表したものである。この特徴は、実際に多くの統合失調症患者の発病前、発病後に見出すことができる。「小さいころから人付き合いは苦手でした」「どう付き合っていいのかわからない」という話はたびたび耳にする。注目すべきことは、この対人関係を避けるという傾向が、さらに他者との関わり方を習得する機会を逃すという悪循環を生じさせているということである。作業療法は、このような悪循環を、本来の人柄に配慮しつつ改善する役割をはたす。

7 生活課題と基本的欲求

　統合失調症患者の多くが思春期から30歳までに発病する。したがって統合失調症患者は、思春期以降の長期にわたる人生の各ライフステージの課題を、精神疾患と精神障害を抱えながら乗り越えていくことになる。そして、その過程でさまざまな悩みや葛藤を体験することも多く、このことが病気の回復の遅れや症状の増悪を招くことがある。作業療法を実施するには、このことに対する配慮も重要になる。

　内藤[29]は、統合失調症と診断された68人を対象とした調査結果をもとに各年代の生活課題をまとめた。20歳代では、病気を知り再発を防止する、体験不足を補うことで成長や成熟をうながす、一般就労に挑戦するなどをあげている。さらに30歳代では、障害を抱えながら自らの「生き方」や可能性を模索すること、40歳代では、身の置きどころの模索、生活訓練、QOL（quality of life）の向上、生活破綻の防止、50歳代は、満足できる「場」を見つけること、生活の変化やはりあいをもつこと、生活習慣病の疾病管理、社会参加としている。

　また筆者ら[30]は、統合失調症または非定型精神病と診断された通院患者77人を対象とした調査を行い、設定された27の生活課題に対する重要度が年代によってどのように変移するか推定した。年代が29歳以下から50歳以上になるまでに重要度の順位が下位から上位へ上昇する生活課題は、「病気

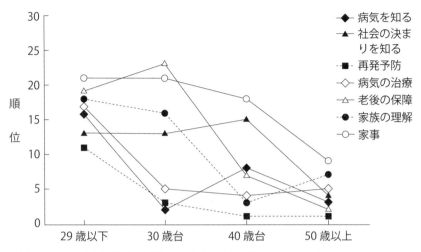

図8　年齢とともに重要度の順位が上昇する生活課題（文献30）より引用）

を知る」「社会の決まりを知る」「再発予防」「病気の治療」「老後の保障」「病気についての家族の理解」「家事ができること」（**図8**）であり、一方、重要度の順位が上位から下位へ下降するのは、「仕事」「親の健康」「相談相手」「仕事の技術」「仲間」「趣味娯楽」（**図9**）であった。また、年代に関係なく重要とされる生活課題は「収入源」「金銭管理」であり、逆に重要とされないのは「結婚」「同性の友人」「異性の友人」「地域の行事への参加」（**図10**）となった。これらの結果より、収入源を確保し、金銭を適切に使えることは年代に関係なく重要であることがわかる。また、年齢が高くなるに従い「病気を知る」「社会の決まりを知る」「再発予防」「病気の治療」「老後の保障」「病気についての家族の理解」「家事ができること」、すなわち再発を防ぎながら自立し安定した地域での生活を確保することに重点が置かれるようになると言える。また一方、仕事に就くことや仕事の技術、仲間や趣味娯楽、相談相手、親の健康状態の重要性は年齢が高くなるに従って低下している。これらは、現実的には一般の仕事に就くことが困難である場合が多いこと、親の退職や死去によって経済的に依存できなくなること、また同時に趣味や娯楽に費やす余裕がなくなることなどが影響していると考えられる。さらに、結婚や友人をつくること、地域の行事に参加することなど生活の維持に直接影響を与

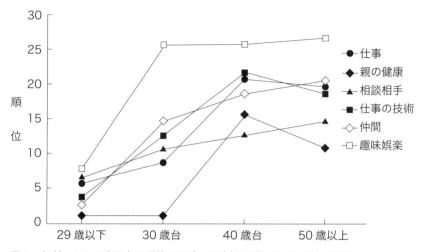

図9　年齢とともに重要度の順位が下降する生活課題（文献30）より引用）

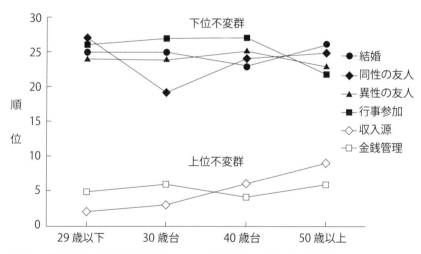

図10　重要度の順位に変化のみられない生活課題（文献30）より引用）

えない事柄に対しては、その重要性を意識しながらも優先されるまでには至らないと考えることもできる。

　以上述べた生活課題の重要性の違いについては、マズロー（Maslow, AH）の基本的欲求に関する理論から理解することもできる。マズローの基本的欲求は、「生理的欲求」「安全の欲求」「所属と愛の欲求」「承認の欲求」「自己実

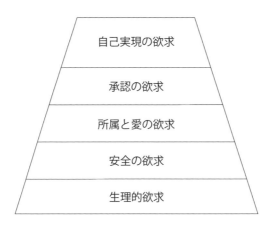

図11 マズローの欲求の階層（文献31）をもとに作成）
低次の欲求が満たされることによって、次の次元の欲
求があらわれる。

現の欲求」の5段階に分けられる（**図11**）[31]。もっとも低次の欲求である生理
的欲求は、生命維持に関するもので、食べ物、飲み物、睡眠、排せつなどの
根源的な欲求である。安全の欲求は、生活の安全性や経済的な安定性、良い
健康状態の維持など秩序や不変性を得ようとする欲求であり、所属と愛の欲
求は、他者に受け入れられている、どこかに所属しているという感覚を得た
いという欲求である。次の承認の欲求には、自信、能力、熟練などの自尊心
や名声、表彰、注目、地位などの他者からの承認を得たいという欲求が含ま
れる。最後の自己実現の欲求は、自分がなれる可能性をもつものにならなけ
ればならないという欲求である。これらの欲求は、より低次のものが満たさ
れることによって次の次元の欲求があらわれるとされている。

　多くの統合失調症の患者には、病状が必ずしも安定せず再発の可能性があ
ることや収入が不安定で経済的な自立が難しいなどのように秩序や不変性が
得られにくい、将来の予測を立てるのが困難であるという特徴がある。この
状態は、上に述べた安全の欲求が満たされていない状況にあるととらえるこ
とができる。したがって、生活課題では安全の欲求に含まれる経済的な安定
が年代を問わず優先され、一方、所属と愛の欲求である結婚、友人との付き

合い、地域の行事への参加は優先の程度が低くなると考えられる。また、年齢が高くなるほど、再発を防ぎながら自立し、安定した地域での生活の確保に重点が置かれるようになることは、安全の欲求を満たし保護的な環境として機能していた親がその機能を失うことで、自分自身の力で安全の欲求を満たす必要が生じたためであるとも理解できる。作業療法では、生理的欲求や安全の欲求を満たし、可能な限りより高次の欲求を満たせるように精神障害者を支援する必要がある。また同時にそれぞれの欲求を満たせないことによる苦悩を共感的にくみとることが重要である。

8 ドパミン仮説

　統合失調症は古くから脳の病気であると考えられており、脳の病態を明らかにするためにさまざまな研究が行われてきた。それらの研究には、神経化学、精神生理学や神経解剖学などからのアプローチが含まれる。神経化学の

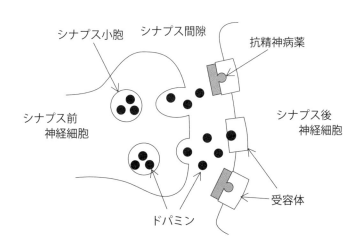

図12　シナプス内での抗精神病薬のはたらき
抗精神病薬は、シナプス前神経細胞からシナプス間隙に放出された
ドパミンがシナプス後神経細胞の受容体と結合するのを遮る。

領域では、主に脳内の神経細胞（ニューロン）どうしを繋ぐシナプス内の神経伝達物質の研究が行われており、この領域での研究の成果はドパミン仮説として提唱されている。このドパミン仮説は、神経伝達物質であるドパミンの放出をうながす覚醒剤（アンフェタミン、メタンフェタミン）を反復投与すると統合失調症に似た幻覚や妄想が生じること、さらに統合失調症の治療に使われる抗精神病薬のほとんどが、ドパミンの遮断作用をもつことから導かれたものである。すなわち、妄想や幻覚などに効果のある抗精神病薬には、シナプス前神経細胞の神経終末からシナプス間隙内に放出されたドパミンがシナプス後神経細胞の神経伝達物質の受容体（レセプター）と結合するのを遮る作用があるため、このことから、統合失調症患者の脳ではドパミンの伝達が亢進していると考えられるようになった（図12）。

第5章

対象者理解の方法

1 対象者理解の観点

2 対象者理解のための情報源と情報
　を収集する方法

作業療法を実施するには、まず対象者を理解する必要がある。ここでは、対象者を理解するための観点と方法について説明する。

1 対象者理解の観点

1 横断的理解と縦断的理解

　対象者を理解する場合、過去にさかのぼることをせず、ある時点での対象者のあり方をもとに理解する方法を横断的理解と言う。たとえば、本章の後に述べる陽性・陰性症状評価尺度を用いて、患者に現在みられる精神症状の種類とその程度を評価し理解する場合である。一方、縦断的理解は、時間の要素を加えた理解の方法である。すなわち、過去にさかのぼり、時間の経過に伴ってどのように推移したかという見方である。第4章で説明した統合失調症の回復過程は、時間に伴って「前駆期」「急性期」「臨界期」「回復期前期」「回復期後期」という段階を経て回復していくという考え方を紹介したが、このように患者のあり方がこれまでどのように変化してきたかという理解の方法が縦断的理解である。一般的に横断的理解より縦断的理解の方が理解の程度は深まる。診療録には、患者の経時的な資料である生活歴や病歴、治療の経過記録などが記されている。これらの情報を利用する縦断的理解によって対象者のあり方をより深く把握することができる。

2 日常生活のあり方をみる

　第1章で、「作業療法は、さまざまな厳しい自由の束縛からの解放を前提としながら、より良い生活体験を通して回復・成長する機会を提供することで、精神疾患やこれまでの苦難を伴う体験から形づくられた困難な生活から脱して、精神障害者自身が新しい生き方を構築するという過程に関わる」と述べた。このように作業療法の中心となる観点は「生活」であり、したがって作業療法で最初に着目するのは、対象者の日常生活のあり方と言うことができる。

この日常生活のあり方に制限がある場合には、その原因を可能な限り取り除き、より良い生活体験の得られる状況をつくりだすことが作業療法の役割と言える。より良い生活体験の積み重ねが回復・成長をうながし、対象者の健康な部分を拡大することで、生活自体が対象者にとってより良いものへと変わっていく。したがって、より良い生活体験が得られる生活は作業療法の手段でもあり同時に目的でもある。

3 共感的に理解する

作業療法では、相手の立場に立ち、さらに相手の気持ちに共感しながら対象者を理解することが重要である。症状や障害の部分にのみに目を向けるのではなく、健康な部分まで含め、対象者そのものを理解する。まず、精神疾患の罹患に加えて、さまざまな苦悩を経験しながらも、これまで生き抜いてきたことに敬意をはらうべきである。「いろいろな苦労や苦しみが多かったと思いますが、よくこれまでやってこられましたね」ということばが自然に出る、このような作業療法士の態度が、対象者との信頼関係を形成する第一歩になる。

対象者を共感的に理解せず、信頼関係ができあがらないまま、精神世界（心のなか）を聞き出すことや評価尺度を用いて評価することは、ときに対象者への反治療的な行為となる。

4 生物－心理－社会モデルに基づく理解

ひとりの人はさまざまレベルから理解することができる。たとえば、「走るのが速い人」という場合は生物学的なレベルでの理解であるが、「すべてのことに自信をもって取り組む人」は心理学的なレベルでの理解と言える。また「多くの役職を務めている人」という場合は、社会学的なレベルからの理解である。

作業療法では特定のレベルでの理解に固執せずに、ひとりの人を生物学的なレベル、心理学的なレベル、さらに社会学的なレベルから理解する必要がある。つまり生物－心理－社会モデルに基づく理解が重要になるのである。

このモデルのようにひとりの人をさまざまなレベルからみながら、まとまりのある全体として理解することを全人的理解と言う。

　生物－心理－社会モデルは、精神障害者の日常生活の制限を生み出す原因や介入方法を考える場合に欠くことのできないものの見方である。

5 自分自身の生活を主体的につくりあげる存在としてみる

　対象者の生活がどの程度、自分自身の意思や判断に基づいてつくりあげられているかという観点も重要である。本来、私たちは自分自身の生活の主体であるべきであるが、障害を負うことで自分自身の生活を主体的につくりあげることが困難になる場合も少なくない。つまり、お仕着せの生活を余儀なくされることがあるのである。作業療法では、主体的な生活を対象者が獲得することを重要な目標とする。

2 対象者理解のための情報源と情報を収集する方法

　対象者を理解するには、対象者に関する情報を集めなければならない。ここでは、どこから集めるかという情報源とどのように集めるかという収集方法について説明する。

　収集した情報は、単に作業療法を実施するための材料として留めておくものではなく、必要な情報は患者本人、家族、医療従事者や福祉従事者などと共有する必要がある。たとえば、患者本人の病気や障害に向き合う姿勢が好転したという情報は、家族に安心感を与え、家庭への受け入れを積極的なものへ変える材料になり、また医療従事者や福祉従事者にとっても、新たな情報に基づき次の段階へ進める契機にもなる。作業療法士は、どのような情報

を収集し、同時にその情報をどこに提供するかを判断、実行する必要がある。

　情報を収集する際には、得られた情報の管理に十分配慮する必要がある。情報を記録したメモや電子媒体を紛失し、患者の個人情報が漏れるようなことがあってはならない。また、治療に関係しない他者に患者の個人情報を漏らすことは医療者としての守秘義務に反することになる。

1 情報源

　情報は情報源の違いによって、①すでにある記録から得られる情報、②他の職種から得られる情報、③患者本人から得られる情報、④家族から得られる情報、などに分けることができる。

（1）すでにある記録から得られる情報

　すでに記録としてある情報の代表は、診療録（カルテ）である。診療録には、氏名、年齢、性別、住所、家族構成など患者の基本情報に加えて、精神医学的診断名、身体合併症、主訴、生活歴、現病歴、既往歴、家族歴、現在の症状、検査結果、経過記録、治療方針などさまざまな情報が記載されている。診療録以外には、作業療法の依頼箋や経過記録なども情報源として利用できる。

（2）他部門から得られる情報

　他の職種から得られる情報は、さらに部門別に以下のように分けることができる。部門ごとに得られる情報には重複するものもある。また、他部門から情報を収集する場合には、得たい情報を整理しておくとともに前もって連絡をとり、訪ねるようにする。

　主治医：現在の精神症状（状態像）と問題点、治療方針、薬物療法・精神療法の実際など。

　看護部門：現在の生活状況、精神症状、服薬状況、身体合併症、家族の状況、看護方針と問題点など。

　ソーシャルワーク部門：家族の状況、福祉制度の利用状況、利用できる社会復帰施設、職業歴など。

心理部門：個人心理療法・集団心理療法の実施状況、心理検査の結果など。

薬剤部門、栄養管理部門：服薬指導や栄養指導の実施状況など。

（3）患者本人から得られる情報

　患者本人はもっとも重要な情報源である。得られる情報はさまざまであるが、本人からでなければ得られない情報は、患者の主観的な部分である。たとえば、日中の過ごし方は家族や病院職員でもある程度把握しているが、その過ごし方についてどのように思っているかを知るには、本人に尋ねてみる必要がある。つまり、患者自身や患者を取り巻く周囲に対する認識は、本人からのことばや文字などでの表出がなければ正確な把握はできない。また、患者本人が疾患や障害にどのように向き合い、そして生活をつくりあげる主体として自分自身をどのように位置づけているかという本人の考え方やその変化も重要な情報である。

　作業療法を開始する段階では、日ごろの過ごし方やその過ごし方に対する認識、感情疎通性、コミュニケーション能力など大まかに理解するための情報を本人から収集する。

（4）家族から得られる情報

　家族からは、患者本人に関する情報とともに家族のあり方についての情報を得ることができる。患者本人に関する情報としては、患者の家庭での過ごし方、友人などとの交流、生活の自立の程度、服薬の状況、生活歴や発病時の状況などがあげられる。家族のあり方についての情報は、家族構成、治療やリハビリテーションを続けるうえでの悩み、病気や治療に対する家族の理解、患者に対する思い、経済状況などである。

　また、家族には患者を支える役割が期待されるので、患者を情緒的にサポートする機能、治療の必要性を認識し患者の再発を防ぐ機能、問題が生じたときに医療や福祉の機関に相談し交渉する機能などをどの程度有しているか、という情報も重要である。あわせて家族（親）に接する際には、わが子が精神疾患に罹患したことによって大きな喪失体験をし、長年にわたり自分自身の生活や健康を犠牲にしながら患者の面倒をみてきたという理解と配慮が必要である。

これらの情報は作業療法を実施するための材料としてだけではなく、退院後、他の医療や福祉のサービスを受ける際にも必要であるので、積極的に提供するように努める。

　現在のところ作業療法士が家族に直接会って情報を収集する機会は多くはない。しかし、精神科病院への入院を可能な限り短くするという方向へ動いているわが国の現状では、患者の生活や治療を支える家族のあり方を把握することはますます重要になってきている。作業療法士も積極的に家族に会い、情報を収集する努力が必要である。

2 情報を取集する方法

　情報を収集する方法としては、①診療録からの転記や他の職種からの聞き取りによる情報収集、②観察による情報収集、③面接による情報収集、④既存の評価尺度を用いた情報収集、⑤投影法を用いた情報収集をあげることができる。

(1) 診療録からの転記や他の職種からの聞き取りによる情報収集

　診療録からはさまざまな情報が入手できることはすでに述べた。診療録から情報を収集する場合には、その情報が誰によって、誰から収集されたものか確認することが重要である。これは情報の信頼性を確保するための配慮である。また診療録は、診療内容のほぼすべてが収められたものであり、適切な治療が行われていることを証明するもっとも重要な記録である。安易な外部への持ち出しによって診療録自体はもとより、一部の記録でも紛失することがあってはならない。診療録から情報を転記する際には十分な注意が必要である。

　他部門から収集できる情報についてもすでに説明した。リハビリテーションを行うには、職種間でお互いの立場を尊重することが重要である。これは作業療法を行ううえでも同様であり、情報を収集する相手のへの配慮として、短時間で的確に情報を収集できるように前もって質問内容を整理しておくようにする。

（2）観察による情報収集

　観察では、体型や姿勢、動き、表情、服装、身だしなみなどの外見や他者との関わり合い、掃除、洗濯などへの取り組み方や自立の程度など客観的な情報を収集する。また、本人のあり方だけではなく、自室の整頓のされ方なども貴重な情報になる。

　観察では、ただ漫然と見るだけでは必要な情報は得られない。観察される情報のなかに日常生活の制限を生じさせる原因になるものはないか考えながら行う必要がある。

　体型からは栄養状態や運動の過不足などを、姿勢や動き、表情からは、抗精神病薬の副作用としての錐体外路症状や心理的な緊張などを推察することができる。また硬い表情や独語、空笑からは幻聴の存在を、服装や身だしなみの乱れからは、感情の平板化などの感情に関する症状や意欲減退などの意欲・行動に関する症状、さらに経済的な問題などの存在がうかがえる。

　他者との関わりからは、さまざまな症状の影響や対人関係技能の獲得の程度、人と関わることに対する患者自身の価値づけなどが推察できる。

　掃除、洗濯などへの取り組み方からは、実行機能の障害や技術の未獲得、抑うつのような感情に関する症状、意欲・行動に関する症状などが背景にある可能性が考えられる。

　自室の整頓の状態は、感情や意欲・行動に関する症状の存在、実行機能の障害の存在、整頓することに対する患者自身の価値づけなどを表している場合がある。

　観察の方法は、大きく非統制的観察（自然観察）と統制的観察（実験的観察）に分けられる。さらに、非統制的観察は、参加観察と非参加観察に分けることができる。非統制的観察とは、観察のための特別な設定を行わず、患者の日常生活を観察し、必要な情報を得るものである。非統制的観察のうちの参加的観察は、観察される患者とともに活動しながら情報を収集する方法であり、非参加的観察は患者に関与することなく観察する方法である。

　統制的観察は、特定の情報を収集するために特別な条件設定のもとに行う観察である。たとえば、実行機能の障害の有無をみるために本立て作りのキットに取り組んでもらう場合や対人関係の技能の程度を確認するために数人のグループでひとつの課題に取り組んでもらう場合である。

（3）面接による情報収集

　面接は、対象者を理解するための情報収集以外に対象者との関係づくりや治療を目的に行われる。作業療法で対象者を理解するために行われる面接では、現在や過去の生活のあり方や生活に対する認識、これからの過ごし方、自分自身に対する理解、病気に対する認識のあり方、作業療法に対する理解や期待、職場や学校、家族に対する認識などを明らかにする。主に日常生活の制限のあり方やそれを生じさせる原因、今後の作業療法の進め方に関する情報を収集する。また、面接の過程で感情に関する症状や思考に関する症状、意欲・行動に関する症状などの精神症状の有無、さらに注意や記憶などの認知機能障害の存在の可能性を把握できることもある。

　効果的な面接を行うには事前の準備が重要である。前もって面接の場を確保しておくことや質問内容をあらかじめ決めておくようにする。また、被面接者についての大まかな情報は診療録などから得ておく。事前の準備を十分に行うことで、面接者も余裕をもって面接に臨める。

　面接を行ううえで注意すべき点を以下にあげる。

① 質問内容と関係性

　面接で訊いてよい内容は、面接者と被面接者との関係性に依存する。すなわち、まだ信頼関係のできていない段階での面接では、内省を必要とし苦痛や不快の感情を伴う可能性のある内容の質問は避けるべきである。まずは、一日の過ごし方や得意なことなど、内省を必要とせず事実を述べることや快の感情を伴う回答を求める質問がよいだろう。

② 被面接者の理解力

　被面接者の理解力や情報処理能力への配慮も重要である。ゆっくりとわかりやすく平易なことばを使い簡潔に説明し、一度に多くの答えを求める質問は避ける。被面接者を混乱させないように気を配る必要がある。

③ 面接者の態度

　面接者は、落ち着いた共感的な態度で接することが必要である。面接者の緊張は、被面接者の緊張を助長する。それを防ぐには前もって十分な準備をし、落ち着いて面接に臨めるように心がける。また、姿勢や動作で被面接者を受け入れ理解しようとしている気持ちを表すことも重要である。被面接者の前で腕や足を組むなどという面接者の姿勢は、拒否しているというメッ

セージを被面接者に伝えることがあるので、無意識の動作へも十分な配慮が必要である。加えて、なれなれしいことば遣いや、子ども扱いするようなことば遣いにならないように注意する。

④ **被面接者の緊張や疲労**

　被面接者の緊張や疲労に対する心配りも重要である。緊張や不安を生じさせないように配慮し、面接の場所や座る位置を決める。面接室のような独立した部屋での面接では緊張する被面接者もいるので、そのような場合は病棟の娯楽室や作業療法室などのやや開放的な場所を使うことも考える。この場合、他者の出入りもあるので、面接の内容を考慮する必要がある。また、お互いの座る位置やテーブルの有無も被面接者の緊張や不安と関連する。テーブルの角を挟んで90度で向き合う位置が緊張や不安を生じさせにくいようである。

　また、長時間の面接は被面接者を疲労させる。疲労している様子がみられたら、途中であっても面接を終えるようにする。被面接者の状態や質問の内容にもよるが、一回の面接は30分程度にとどめるのがよいだろう。

⑤ **訊きすぎ**

　被面接者が多くのことを話してくれるのは、面接者にとって嬉しいことであるが、面接で訊きすぎることにも注意が必要である。統合失調症患者では、初めての面接でも自分の病的な体験まで含め、一気に多くのことを話してくれることがある。面接者は被面接者との心理的な距離が近づいたという印象をもち、さらに多くのことを訊きたくなる。しかし、初めての面接で多くを話してくれるのは、統合失調症患者のもつ適切な対人距離を保つことの難しさや秘密をもつことが苦手であるという特性の表れであることもある。また、自分のことを多く話しすぎたことで、面接後に被面接者が不安を抱くことも稀ではない。昨日はいろいろと話してくれたが、今日は避けられてしまうという状況も生じる。したがって、面接では一度にあまりに多くを訊くことは避けるべきである。

(4) 既存の評価尺度を用いた情報収集

　評価尺度は、一定の観点からひとりの人を理解するために観察の着目点や質問項目を設定し、その有無や程度を記述できるようにしたものである。こ

こでは、作業療法で評価尺度を用いるときの注意と使用できる評価尺度について説明する。

①評価尺度を用いるときの注意点

　評価尺度を用いる場合には、まずその評価尺度が何を測定するものなのか確認することが大切である。言い換えると、自分が測定したいと思っている内容と使用する評価尺度で測定できる内容が一致していることの確認が必要である。たとえば、対象者の生活の質（QOL）を知りたい場合には、当然QOLを測定できる評価尺度を用いるが、その尺度で定義されたQOLの内容と自分の知りたいQOLの内容とが一致していなければ目的を達成することはできない。評価尺度で測定できる内容は、構成概念（construct）と言われる。

　次に、用いる尺度の妥当性と信頼性が尺度の開発の過程で確認されていることを確かめる必要がある。妥当性（validity）とは、その評価尺度が目的とする構成概念を適切に測定できているかということである。また信頼性（reliability）とは、測定された結果が正確で安定したものかどうかということを意味する。臨床場面で頻繁に使用されている評価尺度であっても、可能な限り評価尺度の作成過程について書かれた文献を読み、妥当性と信頼性の程度を確認することを勧める。このことは自らが臨床判断の基となる情報の確かさの保証を得ることに繋がる。

　また、評価を行う際には対象者への配慮も重要である。評価尺度のなかには辛辣な表現の質問項目を含むものや内省を強いるものもある。対象者を理解するための評価で、対象者を傷つけては元も子もない。質問項目に対象者を傷つけるような表現がないか十分に確かめてから使用する。

　さらに、評価する者と対象者の関係性についての配慮も必要である。たとえば、まだ信頼関係ができていない対象者に本人が隠したがっている内容の質問をすることは、信頼関係の形成を妨げてしまうことにとどまらず、対象者の精神的な安定を損なうことにもなりかねない。また、知能検査などでは検査自体が「答えられない」「できない」という失敗体験になる場合があることにも配慮すべきである。以上の注意点以外にも、測定中の対象者の疲労の防止や安全の確保にも意を注ぐ必要がある。

②社会機能を評価する尺度

　社会機能とは、社会生活を送るうえでの能力のことである。ここでは作業療法士によって作られた日常生活行動評価と精神科リハビリテーションの分野で広く使われている精神障害者社会生活評価尺度、さらに地域に適応するための機能に焦点を当てた生活技能プロフィール日本語版について説明する。

　日常生活行動評価：日常生活行動評価は、吉沢ら[32)]によって作成された。評価項目は、「基本的生活習慣」「家事」「対人関係」「時間配分」「社会資源の利用」の5つの大項目が設定されており、それぞれの大項目に複数の中項

表6　「日常生活行動評価」の評価項目（文献32）より引用）

Ⅰ. 基本的生活習慣	Ⅳ. 時間配分
（1）洗面	（1）毎日の日課
（2）入浴（身体の清潔）	（2）日課の計画
（3）睡眠	（3）日課の遂行
（4）食事摂取	（4）毎週間スケジュール
（5）食べ方（マナーなど）	（5）週月間スケジュールの計画
（6）服薬	（6）週月間スケジュール遂行
（7）みだしなみ	（7）日課の実施上病的部分
Ⅱ. 家事	（8）時間の見積り
（1）掃除	（9）急な予定変更
（2）洗濯	（10）余暇
（3）献立をたてる	Ⅴ. 社会資源の利用
（4）調理	1. 交通機関の利用
（5）食事の準備及び後片付け	（1）路線調べ、費用調べ
（6）整理整頓	（2）路線の選択
（7）家事の手伝い	（3）既知の目的地へ行く
（8）金銭の管理（収支のバランス、貯蓄など）	（4）未知の目的地へ行く
（9）金銭の使い方	（5）不測の事態（例　迷子、お金や切符を落とす）
Ⅲ. 対人関係	2. 電話
1. 様式	（1）番号調べ
（1）挨拶	（2）未知の人への用件伝達
（2）話題	（3）取り次ぎ
2. 範囲	（4）伝言を受け伝える
（1）家族との関係	（5）不測の事態
（2）友人とのつき合い	3. 公共機関の利用
（3）異性とのつき合い	（1）区・市役所・郵便局、銀行、福祉事務所等の手続き
（4）グループ関係	（2）地域サービス
（5）対人関係の破綻への対応	

目、小項目が含まれ、評定は4段階で行う。評価項目を**表6**に示した。

　精神障害者社会生活評価尺度：精神障害者社会生活評価尺度（Life Assessment Scale for the Mentally Ill：LASMI）は、統合失調症患者の社会生活能力を客観的かつ包括的に評価することを目的として、岩崎ら[33]によって開発されたものである。評価項目は、「日常生活（Daily living：D）」「対人関係（Interpersonal relations：I）」「労働または課題の遂行（Work：W）」「持続性・安定性（Endurance & Stability：E）」「自己認識（self-Recognition：

表7　「精神障害者社会生活評価尺度」の評価項目（文献33)より引用）

1. 日常生活（Daily living；D）	③人づきあい
①身辺処理	I-10　自主的なつきあい
D-1　生活リズムの確立	I-11　援助者とのつきあい
D-2　身だしなみへの配慮-整容	I-12　友人とのつきあい
D-3　身だしなみへの配慮-服装	I-13　異性とのつきあい
D-4　居室（自分の部屋）の掃除	3. 労働または課題の遂行（Work；W）
やかたづけ	W-1　役割の自覚
D-5　バランスの良い食生活	W-2　課題への挑戦
②社会資源の利用	W-3　課題達成の見通し
D-6　交通機関	W-4　手順の理解
D-7　金融機関	W-5　手順の変更
D-8　買物	W-6　課題遂行の自主性
③自己管理	W-7　持続性・安定性
D-9　大切な物の管理	W-8　ペースの変更
D-10　金銭管理	W-9　あいまいさに対する対処
D-11　服薬管理	W-10　ストレス耐性
D-12　自由時間のすごし方	4. 持続性・安定性（Endurance & Stability；E）
2. 対人関係（Interpersonal relations；I）	E-1　現在の社会適応度
①会話	E-2　持続性・安定性の傾向
I-1　発語の明瞭さ	5. 自己認識（self-Recognition；R）
I-2　自発性	R-1　障害の理解
I-3　状況判断	R-2　過大な自己評価・過小な自己評価
I-4　理解力	R-3　現実離れ
I-5　主張	
I-6　断る	
I-7　応答	
②集団活動	
I-8　協調性	
I-9　マナー	

R）」の5つの大項目で構成されている。それぞれに中項目と小項目が設定されており、基本的に「問題なし」（0点）から「たいへん問題がある。助言や援助を受けつけず、改善が困難である」（4点）までの5段階で評価する。本評価尺度の特徴のひとつは、社会生活技能のレベルの評価に加えて、統合失調症患者の生活に影響を与える「持続性・安定性」「自己認識」を評価する項目を設定し、社会生活技能を持続的に使用できるか、さらに自分自身に対する認識が適切であるかという心理的側面にも配慮されていることである。本尺度の評価項目は**表7**に示すとおりである。

　生活技能プロフィール日本語版：生活技能プロフィール（Life Skills Profile：LSP）日本語版は、Rosen らが開発したLSPをもとに長谷川ら[34]が作成したものである。評価の主な対象は、地域の居住施設に暮らしている統合失調症患者であり、評価項目は、「身辺整理」「規則順守」「交際」「会話」「責任」の5つの下位尺度で構成され、39の質問項目が含まれる。評定は、正常な機能（4点）からもっとも重い障害（1点）までの4段階で行う。本評価尺度は、地域での生き残りや適応に関係する機能に焦点が当てられ、客観的な行動観察により評点されるなどの特徴を有している。評価項目と各下位尺度に該当する評価項目の番号を**表8**に示した。

③精神症状を評価する尺度

　精神症状はさまざまな程度で患者の日常生活やQOLに影響を与える。ここでは、統合失調症患者を対象に用いられる代表的な精神症状評価尺度を紹介する。

　簡易精神医学的評価尺度（オックスフォード大学版）：簡易精神医学的評価尺度（Brief Psychiatric Rating Scale：BPRS）（オックスフォード大学版）は、Overall らが作成したBPRSに、オックスフォード大学のKolakowska が、評価項目の一部と採点方法の変更を加え、さらに評価のための面接方法およびアンカーポイントを追加したものである。18の精神症状を「症状なし」（0点）から「非常に高度」（6点）の7段階で評価する[35]。評価する18の精神症状は**表9**に示した。

　陰性症状評価尺度：陰性症状評価尺度（Scale for the Assessment of Negative Symptoms：SANS）は、陰性症状を定量的に評価することを目的に作成された尺度である。評価項目は、「情動の平板化・情動鈍麻」「思考の貧困」

表8 「生活技能プロフィール日本語版」の評価項目（文献34)より引用）

1. 話を始めることや会話に加わることに困難がありますか。	22. 何らかの社会的活動に参加していますか（例えば地域や職場のグループや奉仕活動。精神科の治療グループは除外）。
2. 人の話に割り込んだり、さえぎったりしますか。	23. 必要な時に自分の食事を用意できますか。
3. 対人的な交流や接触を避けますか。	24. 必要な時には収入に合わせて予算を立て、生活できますか。
4. 人に思いやりを示しますか。	
5. 人に対して怒りっぽいか、あるいはとげとげしい態度をとりますか。	25. 同居者（家族や身近な人）との生活に問題がありますか（例えば不和だったり、顔を合わせるのを避けたり）。
6. ささいなことで傷ついて腹を立てますか。	26. 仕事の能力はどの程度ありますか（たとえ失業中、引退、家事従事中であっても）。
7. 相手の顔を見ながら話をしますか。	
8. 本人の話を理解するのは困難ですか（例えば混乱していたり、取り違えていたり整理されていない）。	27. 向こう見ずな行動をとりますか（例えば信号を無視して道路を横断する）。
9. 奇妙で突拍子もない話をしますか。	28. 家具など身の回りの物を壊しますか。
10. 身だしなみはきちんとしていますか（例えば服装は整っているか、髪はとかしているか）。	29. 無礼な攻撃的行動（性的行動を含む）をとりますか。
11. その場の雰囲気に合った表情や立ち振る舞いをしますか。	30. 非常識な習慣や行動はありますか（例えばあたり構わず唾を吐く、煙草を火のついたまま放置する、トイレを汚す、食い散らかす）。
12. 言われなくても入浴しますか。	
13. 不快なにおいがしますか（例えば体臭、口臭、衣服の不潔なにおい）。	31. 自分の持ち物をなくしますか。
14. 衣服は汚れたら洗い、清潔にしていますか。	32. プライベートな場所（部屋、建物、土地）に侵入しますか。
15. 身体的健康に注意していますか。	33. 人の物を無断で持ち去りますか。
16. 適切な食事をとっていますか。	34. 暴力を振るいますか。
17. 処方された薬を自ら保管し、きちんと服用していますか。	35. 自傷行為がありますか。
18. 医師が処方した薬をすすんで服用しますか。	36. 警察ざたになることがありますか。
19. 職員（医師、看護婦、保健婦など）と協力して治療を続けていますか。	37. アルコールや薬物を乱用していますか。
20. 非活動的ですか（例えば何もしないで座っていたり、意味なくうろうろして過ごす）。	38. 無責任な行動がありますか（例えば約束を守らない、嘘をつく）。
21. 決まった趣味、スポーツなどの活動をしていますか。	39. 新しく友達を作ったり、友人関係を保つことができますか。

＊各下位尺度に含まれる評価項目は以下のようである。（数字は、評価項目の番号）
【身辺整理】10, 12, 13, 14, 15, 16, 23, 24, 26, 30
【規則順守】5, 6, 25, 27, 28, 29, 32, 34, 35, 36, 37, 38
【交　　際】3, 4, 20, 21, 22, 39
【会　　話】1, 2, 7, 8, 9, 11
【責　　任】17, 18, 19, 31, 33

表9 「簡易精神医学的評価尺度（オックスフォード版）」の評価項目（文献35）より引用）

```
 1. 心気的訴え
 2. 不安
 3. 感情的ひきこもり
 4. 思考解体
 5. 罪業感
 6. 緊張
 7. 衒奇的な行動や姿勢
 8. 誇大性
 9. 抑うつ気分
10. 敵意
11. 疑惑
12. 幻覚
13. 運動減退
14. 非協調性
15. 思考内容の異常
16. 情動鈍麻もしくは不適切な情動
17. 高揚気分
18. 精神運動興奮
```

「意欲・発動性欠如」「快感消失・非社交性」「注意の障害」の大項目で構成されている。それぞれの大項目には4から9の小項目、合計30の小項目が含まれている。小項目に対して「なし」（0点）から「最重度」（5点）までの6段階で評価する[36]。評価項目は**表10**に示すとおりである。

　陽性・陰性症状評価尺度：陽性・陰性症状評価尺度（Positive and Negative Syndrome Scale：PANSS）は、陽性症状と陰性症状、その他の一般的な精神症状を評価するために作成された尺度である。この評価尺度は、陽性尺度7項目、陰性尺度7項目、総合精神病理評価尺度16項目、合計30項目で構成されている。それぞれの項目に対して、「なし」（1点）から「最重度」（7点）までの7段階で評価する[37]。陽性症状尺度の得点から陰性症状評価得点を引いた値は構成尺度と呼ばれ、陽性症状、陰性症状のどちらが優勢であるか判断する指標になる。つまり、構成尺度がプラスの値であれば陽性症状が優勢であり、マイナスの値であれば陰性症状が優勢ということになる。本尺度の評価項目を**表11**に示した。

表10 「陰性症状評価尺度」の評価項目（文献36)より引用)

Ⅰ. 情動の平板化・情動鈍麻
1. 表情変化欠如
2. 自発的動きの減少
3. 身振りによる表現の減少
4. 視線による表現の減少
5. 情動反応性欠如
6. 場にそぐわない情動
7. 声の抑揚の欠如
8. 情動の平板化・情動鈍麻の主観的評価
9. 情動の平板化・情動鈍麻の総合評価

Ⅱ. 思考の貧困
10. 会話量の貧困
11. 会話内容の貧困
12. 途絶
13. 応答潜時の延長
14. 思考の貧困の主観的評価
15. 思考の貧困の総合評価

Ⅲ. 意欲・発動性欠如
16. 身だしなみと清潔度
17. 職業・学業持続性欠如
18. 身体的不活発
19. 意欲・発動性欠如の主観的評価
20. 意欲・発動性欠如の総合評価

Ⅳ. 快感消失・非社交性
21. 娯楽への関心と余暇活動
22. 性的関心と性行為
23. 親密さや親近感を感じる能力
24. 友人関係
25. 快感消失・非社交性の主観的評価
26. 快感消失・非社会性の総合評価

Ⅴ. 注意の障害
27. 社会的情況での注意の障害
28. 精神作業検査中の注意の障害
29. 注意の障害の主観的評価
30. 注意の障害の総合評価

表11 「陽性・陰性症状評価尺度」の評価項目（文献37)より引用)

Ⅰ. 陽性尺度
1. 妄想
2. 概念の統合障害
3. 幻覚による行動
4. 興奮
5. 誇大性
6. 猜疑心
7. 敵意

Ⅱ. 陰性尺度
1. 情動の平板化
2. 情動的引き籠り
3. 疎通性の障害
4. 受動性／意欲低下による社会的ひきこもり
5. 抽象的思考の困難
6. 会話の自発性と流暢さの欠如
7. 常同的思考

Ⅲ. 総合精神病理評価尺度
1. 心気症
2. 不安
3. 罪責感
4. 緊張
5. 衒奇症と不自然な姿勢
6. 抑うつ
7. 運動減退
8. 非協調性
9. 不自然な思考内容
10. 失見当識
11. 注意の障害
12. 判断力と病識の欠如
13. 意志の障害
14. 衝動性の調節障害
15. 没入性
16. 自主的な社会回避

④認知機能を評価する尺度

　認知機能の障害は、統合失調症患者の生活に大きな影響を与えるとされている。作業療法の臨床では、評価尺度を用いて認知機能を評定することはけっして多くはないが、認知機能の障害と日常生活のあり方との関係を把握することは重要である。

　統合失調症認知機能簡易評価尺度日本語版：統合失調症認知機能簡易評価尺度（The Brief Assessment of Cognition in Schizophrenia：BACS）日本語版（BACS-J）は、Keefeらが開発したBACSをもとに兼田ら[38]が作成したものである。評価項目は、言語性記憶と学習、ワーキング・メモリ、運動機能、言語流暢性、注意と情報処理速度、遂行機能を評価する6つの検査で構成されている。

⑤認知の内容を評価する尺度

　「認知」は、認知の過程を意味する場合と認知された内容を意味する場合とがある。上述した認知機能という場合の認知は、対象に注意を向けるなどの認知の過程を意味しているが、ここで説明する認知は認知された内容をさす。たとえば「自分は何事にも積極的に取り組むほうである」のように、自分や周囲の物ごとに対する個人の認識とでも言えるものである。この認知の内容のあり方は、私たちの行動や感情に影響を与える。ここでは、認知の内容を評価する尺度として、自尊感情尺度、一般性自己効力感尺度、地域生活に対する自己効力感尺度について説明する。

　自尊感情尺度：自尊感情（self-esteem）とは、自分自身の能力や価値などに対する自己の評価的な感情や感覚のことである。自分自身の能力や価値を高く評価していれば、自尊感情が高いということになる。ここではRosenbergが開発し、山本ら[39]が日本語に訳した自尊感情尺度を紹介する。この自尊感情尺度は、10の質問項目で構成されており、「あてはまる」5点から「あてはまらない」1点までの5段階で評定する。10項目の得点を加算した点数が本尺度の得点となり、得点が高いほど自尊感情が高いことを表す。質問項目を表12に示した。逆転項目は、「あてはまる」1点から「あてはまらない」5点、として採点する。

　一般性セルフ・エフィカシー尺度：セルフ・エフィカシー（self-efficacy）は、自己効力感と呼ばれることもあり、ある結果を生み出すために必要な行

表12 「自尊感情尺度」の評価項目 （文献39)より引用）

> 1. 少なくとも人並みには、価値のある人間である。
> 2. 色々な良い素質を持っている。
> 3. 敗北者だと思うことがよくある。*
> 4. 物事を人並みには、うまくやれる。
> 5. 自分には、自慢できるところがあまりない。*
> 6. 自分に対して肯定的である。
> 7. だいたいにおいて、自分に満足している。
> 8. もっと自分を尊敬できるようになりたい。*
> 9. 自分は全くだめな人間だと思うことがある。*
> 10. 何かにつけて、自分は役に立たない人間だと思う。*

（＊：逆転項目－低い自尊感情を表す－）

動をどの程度上手く行うことができるかという個人の確信を意味する。自己効力感のあり方が、個人の行動や感情に影響を与え、自己効力感が高いほど積極的に課題に取り組み、努力を維持し、結果的に高いレベルの遂行がなされるとされている。また、自己効力感には、ある特定の課題や場面の行動に影響を及ぼす課題特異的自己効力感と、具体的な個々の課題や場面に依存せず長期的に行動に対して影響を及ぼす一般性自己効力感がある。ここでは後者の評価尺度である一般性セルフ・エフィカシー尺度（General Self-Efficacy Scale：GSES）を紹介する。GSESは、坂野ら[40]によって作成されたもので、16の質問項目に対して「Yes」または「No」で回答を求める。高い自己効力感を表す回答の数を合計して得点とする。質問項目は**表13**に示すとおりである。

　地域生活に対する自己効力感尺度：地域生活に対する自己効力感尺度（Self-Efficacy for Community Life Scale：SECL）は、大川ら[41]によって開発された評価尺度である。この尺度は、先に述べた一般性自己効力感とは異なり、社会生活という課題に特異的な自己効力感を評定するものである。「日常生活」「治療に関する行動」「症状対処行動」「社会生活」「対人関係」に分類される合計18の評価項目で構成されている。評定は、「まったく自信がない」0点から「絶対に自信がある」10点までの11段階で行う。本尺度の評価項目を**表14**に示した。

表13 「一般性セルフ・エフィカシー尺度」の評価項目（文献40）より引用）

1. 何か仕事をするときは、自信を持ってやるほうである。
2. 過去に犯した失敗や嫌な体験を思いだして、暗い気持ちになることがよくある。*
3. 友人より優れた能力がある。
4. 仕事を終えた後、失敗したと感じることのほうが多い。*
5. 人と比べて心配性なほうである。*
6. 何かを決めるとき、迷わずに決定するほうである。
7. 何かをするとき、うまくゆかないのではないかと不安になることが多い。*
8. ひっこみじあんなほうだと思う。*
9. 人より記憶力がよいほうである。
10. 結果の見通しがつかない仕事でも、積極的に取り組んでゆくほうだと思う。
11. どうやったらよいか決心がつかずに仕事にとりかかれないことがよくある。*
12. 友人よりも特に優れた知識を持っている分野がある。
13. どんなことでも積極的にこなすほうである。
14. 小さな失敗でも人よりずっと気にするほうである。*
15. 積極的に活動するのは、苦手なほうである。*
16. 世の中に貢献できる力があると思う。

（＊：逆転項目―低い自己効力感を表す―）

（5）投影法を用いた情報収集

　投影法はパーソナリティ検査に含まれる評価法の一群である。この方法は、対象者のパーソナリティの特徴を自覚的な行動による表現の様式から推し量るもので、表現される過程や表現の形式および内容に対象者の性格傾向や願望、葛藤などが投影されるという仮説に基づいている。つまり、対象者の行動や表現から対象者固有の性格傾向などを読み取る方法である。作業療法では以前からよく使われてきた方法であるが、客観的に評定するための基準づくりが難しいという難点がある。ここでは、比較的短時間で実施でき、対象者への侵襲も少ないと思われるバウムテストとHTPテストを紹介する。

①バウムテスト

　バウムテストは、対象者に実のなる木を描いてもらうテストである。「バウム」はドイツ語で「木」を意味し、出来上がった絵から対象者の基本的な生命感情をとらえようとするものである。このテストでは、「実のなる木を一本描いてください」などという教示のもと、白いA4判の用紙に鉛筆（4B

表14 「地域生活に対する自己効力感尺度」の評価項目（文献41）より引用）

【日常生活】
　規則的な生活を送る
　食事をきちんととる
　十分な睡眠をとる
　家族とうまくつきあう
　音楽・読書・ビデオ・スポーツなど自分の好きなことを楽しむ
【治療に関する行動】
　約束どおり病院へ通う
　処方された薬をきちんと飲む
　病気や治療、薬、症状について知りたい情報を得る
　薬の副作用が現れたとき、自分で気づく
【症状対処行動】
　病気の状態が悪くなりかけたら、病院へ行く
　疲れたと感じたら、自分で適当に休む
　自分に合った方法でストレスを解消する
　再発の注意サインに自分で気づき、適切に対応する
【社会生活】
　銀行・郵便局・デパート・商店などを必要に応じて利用する
　日中、職場・デイケア・作業所・仲間との集まりの場所に出かける
　必要な時に公的な援助サービス（役所・保健所など）を利用する
【対人関係】
　自分から人とつきあったり、友人をつくる
　悩み事や心配事を、友人や家族に相談する

が多い）で描いてもらう。描かれた絵は、まず全体的な印象をとらえ、次に用紙のどの部分に描かれたかという空間象徴による分析、さらに何がどのように描かれたかという形態からの解釈を行う。細かな部分まで解釈すると限りがないので、筆者は全体的な印象から対象者の生命感情を読み取ることがもっとも有用なバウムテストの用い方だと考えている。解釈方法の詳細は他の成書[42,43]に譲るが、形態の解釈仮説のひとつ[44]を表15に紹介する。

②HTPテスト

　HTPテストは、対象者に家屋（House）、樹木（Tree）、人物（Person）の絵を描いてもらい、その絵から性格特性を把握しようとするものである。HTPテストには、家、樹木、人物の3枚の絵を描いてもらう方法の外に人物画を男性と女性の2枚とし合計4枚を描く方法、一枚の紙にすべてを描く方法などがある。ここでは、合計4枚の絵を描いてもらう高橋の方法[45]の概略

表15　バウムテストの形態解釈の仮説（文献44）より引用）

- 根は木の安定性の源である。根は安全感、拠り所を求める、あるいは不全感、現実との接触を反映している。
- 地面は現実感、現実の世界、適応能力、不変性、見当識、拠り所となる場所を表現している。
- 幹は自我の能力（安定した自我）を反映している。
- 樹皮は保護的な役割を持つ皮膜であり幹の衣裳である。
- 幹の輪郭は、自己と他者、あるいは自己と外的世界をより厳密なしかたで分離する境界領域である。
- 枝の構造は、性格のまとまり、環境にうまく適応する能力、被験者の可能性や、世界と他者の対立のしかた、自分の守り方が表現される。
- 樹冠の輪郭は、人が周囲にどのように接し、周囲からどのように情報を集め、対外的にどのように振る舞っているか、どのように感じているかを示している。
- 茂みの高さは、知的発達や精神的なものへの関心と直接的に結びついている。
- 茂みは内在化されたものやそれが表現されなかったものとしばしば結びつく。

を紹介する。

　B5判の白紙4枚、HBの鉛筆2〜3本、消しゴムをあらかじめ用意しておき、家屋、樹木、人物、性の異なる人物の順番に描画を求める。それぞれの描画が終わるたびにその絵についてさまざまな質問を行い、描画を解釈するための資料を得る。描画の解釈は、全体的印象を重視し、調和がとれているか、構造化が上手くなされているか、奇矯なところはないかなどをみる全体的評価、どのように描いたかという形式分析、何を描いたかという内容分析を総合して行う。家屋画は、対象者が成長してきた家庭状況を表し、自分の家族関係をどのように認知し、それに対してどのような感情をもち、どのような態度を有しているかを示すことが多いとされている。樹木画は、対象者の基本的な自己像を表し、自分自身の姿としてほとんど無意識に感じているものを示し、人物画は、自己の現実像か自己の理想像、自分にとって意味のある人や、人間一般をどのように認知しているかを表すと考えられている。

第6章

6

日常生活の制限—
6要因モデルと
作業療法の進め方

1 日常生活の制限—6要因モデル

2 作業療法の進め方

3 治療・介入する

4 作業療法の実施形態

5 作業療法を行ううえでの注意

6 日常生活の制限—6要因モデル
　による実践例

作業療法は対象者を理解することから始まる。そしてその理解に基づき作業療法が実施される。しかし、同じ統合失調症と診断された患者であってもひとりひとりのあり方が大きく異なるために、対象者を理解することは容易ではない。そしてこの背景には、多くの要因が関わっている。これまで、作業療法では生物－心理－社会モデルによる理解、また全人的な理解が必要であると述べてきた。患者の限られた側面にのみに着目して理解しようとすれば、その理解の内容が偏った貧弱なものになり、また作業療法としての介入方法も限定され、作業療法が患者の真のニーズに対応できない可能性もある。このことを避けるためには偏りのない患者理解が必要である。

　また、作業療法としての介入は、作業療法士個人の感覚的な思いつきで選択され、実施されてよいものではない。専門職として治療・援助を行うのであれば、なぜその介入方法を選択したのか説明できなくてはならない。すなわち、患者についての情報収集、情報の分析、介入方法の選択、効果の確認といった一連の過程の整合性と、選択した介入方法の奏効機序を説明する理論が必要になる。この条件を満たすことは、精神保健医療福祉分野の専門職チームの一員として役割を果たす前提でもある。

　本章では、作業療法士が上記の条件を満たすための指針とするために、対象者に生じる生活上の制限を6つの因子で説明する「日常生活の制限－6要因モデル」を提唱し、さらに本モデルに基づく作業療法の進め方について説明する。

1 日常生活の制限－6要因モデル

1 日常生活の制限－6要因モデルの概略

　本モデルは、日常生活の制限を生じさせる原因として6つの要因を設定している。6つの要因とは、①精神症状および認知機能障害、②これまでの生活で形成された心理的傾向、③現在の状況に対する心理的反応、④生活技能

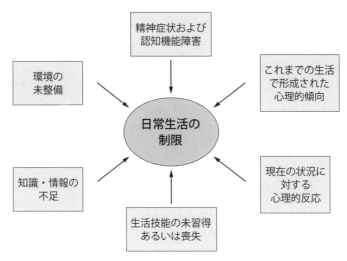

図13　日常生活の制限とその原因となる6つの要因

の未習得あるいは喪失、⑤知識・情報の不足、⑥環境の未整備である（図13）。これらの要因がそれぞれの重みをもって患者の生活に影響を与えると考えるのである。また、それぞれの要因ごとに理論に裏打ちされた具体的なアプローチ方法を選定することができる。

2 日常生活の制限－6要因モデルの特徴と有用性

（1）作業療法の実践を基盤として導かれたものである

　作業療法の中核は実践である。そして作業療法での対象者理解のモデルも作業療法の実践における対象者理解の観点を基盤として作成されるべきである。本モデルは、臨床場面で実施されている精神障害作業療法のそれぞれのアプローチをどのように論理的に説明できるのかという問いから始まっている。すなわち、作業療法の実践から帰納的に導き出されたモデルである。結果的として、実施されている作業療法は、①精神症状や認知機能障害など脳の機能に着目したアプローチ、②自分自身や自分を取り巻く環境のとらえ方（認知）に対するアプローチ、③葛藤や不安に対するアプローチ、④生活技能の拙劣さに対するアプローチ、⑤情報や知識不足に対するアプローチ、⑥患

者を取り巻く環境に対するアプローチに整理できた。表現を変えると、作業療法士は、以上の6つの観点から患者を理解し、適切なアプローチ方法を選択し、作業療法を実施しているのである。

　上記のように整理された6つのアプローチの観点に対応させたのが上記の6つの要因である。したがって、「日常生活の制限―6要因モデル」は、作業療法の実践から導き出されたものであり、整合性をもって対象者理解と介入方法の選択を可能にするモデルである。

（2）モデルのイメージを重回帰式として表すことができる

　重回帰式を用いて本モデルの構成要素間の関係を図14に示した。ここでは、目的変数Yは日常生活の制限を、説明変数X_{1-6}は、日常生活の制限を生じさせる6つの要因を表している。X_{1-6}の係数$a \sim f$はそれぞれの要因が日常生活の制限に及ぼす影響力の強さを表し、定数項αはX_{1-6}では説明しきれない日常生活の制限を生じさせる要因を示す。ただし、重回帰式では説明変数は独立していることを前提とするが、この式はあくまでもモデルのイメージを示すものであり、6つの要因は互いに重なる部分もあり、必ずしも独立しているわけではない。

　本式でのX_1は「精神症状および認知機能障害」、X_2は「これまでの生活で形成された心理的傾向」、X_3「現在の状況に対する心理的反応」、X_4「生活技能の未習得あるいは喪失」、X_5「知識・情報の不足」、X_6「環境の未整備」で

$$Y=aX_1+bX_2+cX_3+dX_4+eX_5+fX_6+\alpha$$

図14　重回帰式による日常生活の制限～6要因モデルのイメージ
　Y：日常生活の制限
　X_{1-6}：日常生活の制限を生じさせる因子
　$a \sim f$：日常生活の制限に及ぼす影響力の強さ
　α：X_{1-6}では説明しきれない日常生活の制限
日常生活の制限Yは、X_{1-6}の日常生活の制限を生じさせる因子によって規定される。X_1は「精神症状および認知機能障害」、X_2は「これまでの生活で形成された心理的傾向」、X_3「現在の状況に対する心理的反応」、X_4「生活技能の未習得あるいは喪失」、X_5「知識・情報の不足」、X_6「環境の未整備」である。

ある。したがって、6つの因子の係数a～fの大きさの違いによって、各因子の日常生活の制限に対する影響力の違いという観点から個々の患者の特徴をとらえることができる。言い換えれば、係数a～fの大きさの違いが患者個々の違いであり、同時に作業療法として重視し介入すべき要因を示しているのである。たとえば、長期の入院を同様に続けている患者であっても、その原因が活発な精神症状であればX_1の係数aが大きい患者であり、退院先の確保の困難であればX_6の係数fの大きな患者であると考えることができる。また、生活習慣病や身体機能の低下があればαが大きくなる。最近は、入院患者の高齢化が進み身体的原因が加わることで精神科病院に入院を続けている患者も少なくない。

　さらに、この式を用いると思考の方向についても理解が容易になる。それは、双方向の思考である。ひとつは、目的変数である「日常生活の制限」からその原因を探すという方向である。もうひとつは、説明変数の6つの要因ごとに日常生活の制限にどのような影響を与えているのかを検討する方向である。本モデルを用いて患者を理解するには、この双方向の思考の流れが重要である。たとえば、食事や入浴以外は自室にこもっている患者について、「なぜ自室にこもっているのだろう。その原因はなんだろう」という思考の方向と、「精神症状や認知機能障害は生活に影響を与えていないだろうか。これまでの生活で獲得したもののとらえ方（認知）はどうだろう。自分の置かれた今の状況から生じる葛藤や不安はどうだろうか。生活技能の不足が影響を与えていないだろうか。知識や情報の不足の影響はないだろうか。環境が原因になっていないだろうか」と問う思考の方向である。この双方向の思考は、患者の限定された側面にこだわることで、対象者理解が貧相で偏ったものに陥ることを防いでくれる。

（3）他職種と共通のことば（概念）を用いて説明できる

　作業療法は精神障害リハビリテーションの一環として、他職種との連携のもとで行われる。そのためには、作業療法士間で共有する専門的な概念とともに、それぞれの専門領域を超えて専門職間で共有できる概念が必要である。作業療法士が作業療法を行ううえで用いる概念が、作業療法士間のみで通じるものであっては他職種との連携は成り立たない。

日常生活の制限－6要因モデルは、精神症状や認知機能障害に関する知識、認知と行動および感情の関連性に関する知識、精神力動理論に関する知識、学習理論に関する知識、心理教育などの疾患教育に関する知識、社会資源の利用や環境調整などの社会的な知識など、精神保健・医療・福祉に携わる者であれば、すでにもっている知識で説明できる。本モデルの6つの要因と作業療法との関係を**表16**に示した。この表の内容からも本モデルは、作業療法士のみでなく精神保健・医療・福祉に携わる専門職の間で共有できるものであることを理解できると思う。

　このように他専門領域の知識や理論、技術を作業療法に取り入れることに対して、作業療法の専門性を損なうという考えもあるかもしれない。しかし、作業療法学は実用科学であり、作業療法という実践で対象者がより良い状態へと変わることでその価値が評価される。医学も生物学、化学、物理学、心理学、社会学など他の基礎科学の学問領域で蓄積された知識や理論、技術を取り入れることによって体系化され、実践され、成果をあげている。日常生活の制限－6要因モデルは、作業療法が専門性にのみとらわれることなく、対象者の役に立つ実践的な知識と技術の体系であることの必要性を再認識できるものでもある。

(4) 6つの要因に対応する基礎的な理論や考え方がある

　さまざまな学問が、人間や人間を取り囲む環境を理解するために、多様な観点から探求され体系化されてきた。そして作業療法もさまざまな学問の知識を援用しながら実践され、説明されてきた。日常生活の制限－6要因モデルも多くの学問領域で組み立てられた理論を援用し、対象者理解と介入の根拠を説明するものである。6つの要因それぞれは、以下のような理論や考え方に基づいている。

①精神症状および認知機能障害（要因1）

　この要因は、統合失調症を神経化学や神経心理学などの生物学的レベルでとらえたものであり、脳機能の不調が精神症状や認知機能障害を生じさせるという考え方に基づいている。

　神経化学領域の研究成果として、神経伝達物質であるドパミンの過剰が統合失調症の精神症状を生じさせるというドパミン仮説がもっとも重要なもの

表16 6要因と作業療法との関係

要因		作業療法で扱う内容	作業療法の目的	作業療法の方法の例
要因1	精神症状および認知機能障害	精神症状・認知機能障害への対処	・病的体験の軽減 ・病的体験への対処能力獲得 ・認知機能障害の影響の軽減	・活動に集中することによる病的観念の意識からの排除 ・幻聴などへの対処方法の獲得 ・手順の提示など遂行機能障害への対応
要因2	これまでの生活で形成された心理的傾向	自己および外界に対する認知	・歪んだ自己および外界に対する認知の修正	・成功体験の提供 ・正のフィードバック ・認知の言語的修正
要因3	現在の状況に対する心理的反応	葛藤、不快な感情（不安、悲しみと怒り、抑うつ、無感情、恐れ、など）の処理	・感情の安定 ・適応的な防衛機制の使用 ・自我機能の強化	・傾聴、共感、支持 ・言語的・非言語的手段を用いた感情表出の機会の提供 ・洞察の機会の提供 ・具体的な問題の解決
要因4	生活技能の未習得あるいは要夫	適応的または不適応的行動・生活技能	・適応的な行動の獲得または修正 ・適応的な行動への修正 ・生活技能の獲得または適切な技能への修正	・身辺処理活動能力の獲得機会の提供 ・コミュニケーション技能の獲得機会の提供 ・集団関係技能の獲得機会の提供 ・社会活動能力の獲得機会の提供
要因5	知識・情報の不足	生活するうえで必要な情報や知識、態度、習慣	・学習機会の提供 ・新たな態度、習慣の形成の促進	・病気や治療、リハビリテーション、再発防止についての情報や知識の提供 ・社会資源についての情報の提供
要因6	環境の未整備	社会との繋がり、生活環境	・孤立の防止 ・家族との関係改善 ・社会への再統合 ・貧困な環境による悪影響の予防	・社会資源利用機会の提供 ・仲間づくりの援助 ・家族調整、家族支援 ・居場所の提供 ・訪問による支援

とされている。すでに第4章で述べたように、このドパミン仮説は、神経伝達物質であるドパミンの放出をうながす覚醒剤（アンフェタミン、メタンフェタミン）を反復投与すると統合失調症に似た幻覚や妄想が生じること、さらに統合失調症の治療に使われる抗精神病薬のほとんどが、ドパミンの遮断作用をもつことから導かれたものである。精神科薬物療法は、脳内の神経伝達の機序に作用し、精神症状の改善をめざすものである。

　また、神経心理学領域では、認知機能障害は陽性症状や陰性症状と同様に重要な障害のひとつであるとされている。すべての統合失調症患者に認知機能障害が認められるわけではないが、注意や記憶、実行機能の障害が多くみられ、これらの認知機能障害が患者の生活に影響を及ぼすとされている。さらに、注意、記憶などの基本的な認知機能と関連する社会的認知にも障害が認められることが指摘されている。

　注意障害は、作業に集中できず長続きしない（注意の持続の障害）、雑多な刺激に惑わされる（注意の選択の障害）、状況に応じた視点の変更や転換ができない（注意の転換の障害）、複数のことを同時にできない（注意の分配の障害）などの行動特性としてあらわれる。記憶障害は、長い説明をされると覚えられない（言語性記憶の障害）など、実行機能障害は、必要なことを計画立ててやり遂げることができないなどという特徴としてあらわれ、生活のしづらさを生じさせる。社会的認知は上述した認知機能より複合的であり、他者の感情を正しく理解する、他者に共感する、他者の気持ちになって考えるなどの要素が含まれる。この社会的認知が障害されると、他者との円滑なコミュニケーションが難しくなる。これらの認知機能障害に対しては、認知機能そのものを改善するための認知矯正法、環境などを整えることで認知機能障害の影響を軽減する認知適応法などが介入法として用いられている。

②これまでの生活で形成された心理的傾向（要因2）

　この要因は、人の感情や行動が、自分自身や自分を取り囲む環境のとらえ方、すなわち認知によって影響を受けるという考えに基づいている。人の感情や行動の決定は、その人の置かれた状況そのものではなく、その状況に対する主観的な判断が影響する、という理解の仕方である。この主観的な判断の重要な材料のひとつが認知である。この認知のあり方は、さまざまな体験をもとに形成されるとされる。この時点で注意してもらいたいのは、要因1

で説明した「認知機能障害」で用いる「認知」とここで使う「認知」の違いである。ここでの認知は、たとえば「自分は何事にも積極的に取り組むほうだ」「まわりの人は自分を受け入れてくれない」などのように言語化できるものである。平易な形に言い換えれば、脳機能のレベルの問題と心理的レベルの問題の違いである。

　認知のあり方と感情や行動の関係を具体的に理解するための観点として、自己効力感と原因帰属をここでは紹介する。自己効力感（セルフ・エフィカシー）とは、第5章で述べたように、ある結果を生み出すために必要な行動をどの程度上手く行うことができるかという個人の確信のことである。言い換えると、必要な行動を自分自身がどの程度できるかという認知である。自己効力感が高い場合には、積極的に課題に取り組み、努力を維持し、結果的に高い課題遂行がなされる。一方、自己効力感が低い場合には、課題への取り組みが消極的になり、努力を避け、ネガティブな感情を表出したり、ストレスに感じたりする。そして結果的に高いレベルでの課題遂行はなされないことになる。

　この自己効力感は、「自分で実際に行い、成功体験をもつこと（遂行行動の達成）」「上手くやっている他人の行動を観察すること（代理経験）」「自己強化や他者からの説得的な暗示を受けること（言語的説得）」「生理的な反応の変化を体験してみること（情動喚起）」によって生じるとされている。

　原因帰属は、何らかの行動を行い、ある結果が生じたときにその原因をどこに求めるかという判断であり、この原因帰属のあり方が個人の感情や行動に影響を与えるとされる。原因の帰属のさせ方は、その原因が自分自身の内部にあるのか、あるいは外部にあるのかという次元（内在性次元）と、その原因が安定しているのか、あるいは不安定なのかという次元（安定性次元）で分けることができる。そしてこれら2つの次元によって、能力、努力、課題の難易度、運の4つの原因が設定される（図15）。能力は、個人の内にあり急激に変わることはないので、内的で安定した要因である。努力も個人の内にあるが常に努力するわけではないので、内的で不安定な要因である。課題の難易度は、個人の外にあり変化することはないので、外的で安定した要因である。運は、個人の外にあり常に変化するものなので、外的で不安定な要因である。

		安定性次元	
		安定	不安定
内在性次元	内的	能力	努力
	外的	課題の難易度	運

図15 原因帰属の次元と要因の関係

　たとえば、ある試験に失敗した人が、その原因を「自分にはこの試験に合格する能力がない」というように内的で安定した能力に帰属させる場合には、合格に向けての努力はなされず、同時に悲観的な感情が生じる。一方、「今回は努力が足りなかった」というように内的で不安定な努力に原因を帰属させる場合には、合格に向けての努力がなされ、悲観的な感情は生じにくい。このように、原因帰属のあり方は、個人の感情や行動に影響を及ぼす。

　認知のあり方が感情や行動に影響を及ぼすという考え方に基づく治療法として代表的なものは、主にうつ病患者の治療のためにベック（Beck, AT）が考案した認知療法である。

③ 現在の状況に対する心理的反応（要因3）

　この要因は、精神現象や行動は人間の内部に仮定された諸種の力の力学的相互作用の結果として理解できるという考え方に基づいている。この考え方は、精神力動論と呼ばれ、フロイト（Freud, S）の創始した精神分析理論に依るものである。ここでは、主に精神分析理論の一部である構造論と力動論について説明する。

　当初フロイトは、心は意識、前意識、無意識の3層よりなると考えた。この理論は局所論と呼ばれており、意識とは今気づいている領域であり、前意識は、日ごろは気づいていなくても意識しようとすれば意識化できる領域、無意識は、気づかないでいる領域である。やがてフロイトはこの局所論を展開させて、心がイド（エス）、自我、超自我より構成されるとする構造論を考案した。

　イドは、無意識的なもので、身体よりエネルギーが取り入れられ貯蔵されている。このエネルギーはリビドーと呼ばれ、心を動かす原動力であるとさ

れている。イドは、即時的・直接的に欲求衝動を解放して満足を得ようとする快感原則に支配されており、人間の心のなかの衝動的、非論理的、非社会的な領域であり、本能衝動の座とも呼ばれる。このような快感原則に支配され時間や空間の制限を超え衝動に動かされた欲求充足を行おうとする心のはたらきは、生まれたての子どもにその原型をみることができ、一次過程と言われる。

　自我は、外界と接しており、外界のあり方を正しく把握して、現実社会に適応していくために必要不可欠な心の主体とされている。外界やイド、超自我からの圧力によって生じる不安や緊張を処理し、心の安定を保つ自我のはたらきを防衛機制と言う。自我は、外界の現実を的確に把握、吟味し、社会に適応しようとする現実原則に支配されており、人間の合理的、現実的、常識的、社会的な領域であり、知性の座とも呼ばれる。このような現実原則に支配された理性的な心のはたらきを二次過程と言う。

　超自我は、幼児期に両親との同一視やしつけなどを通して取り入れられてつくられた「～してはならない」「～すべきである」などという人間の内的規範の領域であり、自我の活動を監視する役割を果たす。超自我は、良心と自我理想から成り立っている。良心は悪いことを行った子どもが罰を受けることによって形成され、悪いことをした子どもは罪悪感（自己処罰）を覚えるようになる。一方、自我理想は良いことを行った子どもが報酬を得る（たとえば褒められる）ことによりつくられ、良いことをした子どもは自分自身に誇り（自己賛美・自己価値）をもつようになる。超自我は意識的な場合もあるが、多くは無意識的である。

　人間の精神現象や行動をイドや外界の現実、超自我、自我の力関係という観点から理解しようとする見方を力動論という。すなわち、イドや超自我、外界からの要求や要請を自我が受け止め、制御し処理した結果が人間の精神現象や行動としてあらわれるという考え方である。

　この力関係のなかでイドや自我、超自我の間で頻繁に衝突が生じる。この衝突が葛藤であり、葛藤によって不安が起こる。不安とは、自己の存在を脅かす可能性のある危険を漠然と予測することに伴う不快な気分である。不安は、外界の現実的な対象との間で生じる現実不安（対象不安）、内的な欲求衝動の高まりが自我を脅かす場合に生じるイド不安（本能不安）、無意識的な衝

動が突出しようとする際に超自我のはたらきによって生じる罪悪感や劣等感などによってもたらされる超自我不安などに分類される。

　不安が生じると自我はさまざまな方略を用いて自分を守ろうとする。この方略が防衛機制である。防衛機制は、葛藤によって生じた不安、怒り、憎しみ、悲しみなどの不快で苦痛な感情を鎮めることで精神内界の主観的安定を図ると同時に、外界に適応する過程であることから適応機制とみなすこともできる。外界に対する適応という観点からみて、精神内界の主観的安定と同時に外界に対する適応が得られる適応的防衛機制と、精神内界の主観的安定は得られるが外界に対する不適応を招く不適応的防衛機制に分けられる。適応的防衛機制が破綻し、不適応的防衛機制が優勢となると、防衛機制は精神症状を形成する機制とみなすことができるようになる。すなわち、精神症状を自我の不適応的防衛機制の結果として理解するのである。代表的な防衛機制を表17に示した。

　葛藤や不安の解消、適応的な防衛機制の使用への移行、自我機能の強化などを目的として、さまざまな治療が行われるが、その代表は第3章で述べた精神療法（心理療法）である。

④生活技能の未習得あるいは喪失（要因4）

　この要因は、さまざまな不適応行動や問題行動は学習によるものであり、これらの行動の取り消しや、新たな適応的な行動の獲得も学習によるものという考え方に基づいている。またここで言う学習は、経験による比較的永続的な行動変容またはその過程を意味し、経験を伴わない成熟などによる恒久的な行動の変容や一時的な病気、偶然の出来事などによる行動の変容は含まれない。このような考え方に基づく治療法の代表は行動療法である。そして、行動療法の理論的基盤となるのが学習理論である。学習理論とは学習の説明や解明を行うための理論であり、その代表として古典的条件づけ、オペラント条件づけ、社会的学習理論をあげることができる。

　古典的条件づけは、ロシアの生理学者パブロフ（Pavlov, IP）によって発見された現象である。パブロフは、イヌを使った実験で餌やベルの音、光などを提示し、唾液がどのように分泌されるかを調べた。空腹のイヌに餌を与えると唾液が分泌される。この餌を無条件刺激と言い、唾液が分泌されることを無条件反応と呼ぶ。餌と同時にベルを鳴らすことを繰り返すことによっ

表17 代表的な防衛機制 （次ページに続く）

①抑圧（repression）
総ての防衛の根底にある機制で、精神内界の安定を脅かし、不安や苦痛をまねく恐れのある欲求や感情、記憶などを意識から追放し、無意識に押しとどめる働きである。

②取り入れ（摂取 introjection）
他者の中にある感情や観念、価値観などの特性を自分のもののように感じたり、受け入れたりすること。

③同一化（同一視 identification）
自分にとって重要な人物の特徴を自分の中にあてはめ、その人物に似た存在になること。

④投射（投影 projection）
自分の中にある受け入れがたい欲求や感情を自分から排出することにより、他者に属するものとする働きである。

⑤反動形成（reaction formation）
自分の受け入れがたい欲動を抑え込み、その欲動と反対方向の態度を過度に強調する機制である。

⑥退行（regression）
耐えがたい現実状況に直面したとき、現在の自分より未熟な発達段階へ後戻りすることで、抑圧された欲求の満足を得ようとするもの。

⑦固着（fixation）
早期の未熟な発達段階にとどまることで、大人になり現実に直面する不安を避けること。

⑧合理化（rationalization）
自分の不適切な態度や行為によって不安や苦痛が生じないように、もっともらしい口実をつくり言い逃れをすること。そうすることでその態度や行為の真の意図を隠し、不安や苦痛から逃れる。

⑨隔離（孤立 isolation）
本来は一体である思考と感情、行動などを切り離して遠ざけること。屈辱感に満ちた体験を、感情を切り離し淡々と話す場合など。

⑩分離（解離 dissociation）
本来、自分自身の体験として統合されているはずの感覚や知覚、記憶、思考、意図、行動などが、部分的または全体的に分断されること。耐えがたいできごとの記憶が抜け落ちたり、その状況から知らないうちに逃げ出し、放浪したりする場合など。

⑪知性化（intellectualization）
抑圧された欲求や感情を直接的、衝動的に解放せず、理論的概念的な説明を与えることで知的に処理し、感情的な混乱や恐れから自分を守る。

⑫逃避（escape）
適応困難で葛藤を生じさせる状況から逃げ出すことで、不安などの不快な感情をなくし、自分自身を守ろうとすること。空想や病気などへの逃避がある。

⑬打ち消し（undoing）
不安や罪悪感を伴う行動をとったり考えをもった後に、それらとは反対の意

表17　代表的な防衛機制（続き）

味を持つ行動や考えによって、最初に抱いた不快な感情を打ち消すこと。または不安や罪悪感を伴った行動を不快な感情が伴わなくなるまで繰り返すこと。いろいろな儀式めいた思考や行動として表れることがある。

⑭ **否認**（denial）
不安や苦痛を伴う現実から目をそらし、認めない。その不安や苦痛を伴う現実自体の存在を否定することで精神内界の安定を得る。

⑮ **自己懲罰**（self-punishment）
無意識的な罪悪感に対して、罪ほろぼしの意味を含んだ自己破壊的な行動をとることによって心の安定を保とうとする。

⑯ **置き換え**（displacement）
実際に不安や恐れ、怒りを感じる対象ではなく、代理となるものに不安や恐れ、怒りをふり向けること。

⑰ **昇華**（sublimation）
そのまま直接に表現すると社会にも自分にも受け入れられない欲求や衝動を社会的に受け入れられる行動に変えることよって、欲求や衝動を発散すること。受け入れられない欲動を建設的な行動に置き換えること。

⑱ **補償**（compensation）
ある部分に劣等感がある場合、別の部分を活かすことによって、不快や苦痛を軽減すること。勉強が苦手な人が、運動で良い成績をあげることで苦手な部分を補う場合。

て、イヌはベルの音を聞くだけで唾液を分泌するようになった。この場合、ベルの音を条件刺激、唾液の分泌を条件反応と言う。また、無条件刺激（餌）と条件刺激（ベルの音）を対提示する手続きを強化と呼び、強化によって条件反応が生じるようになることを条件づけと言う。

　条件づけが成立した後に条件刺激（ベルの音）のみの提示を繰り返すと、次第に条件反応（唾液の分泌）が起こらなくなる。この現象、または起こらなくする手続きを消去と呼ぶ。また、条件づけに用いた条件刺激に近い別の刺激に対しても条件反応が生じるようになることを般化と言い、逆に条件反応が出現していたいくつかの類似の条件刺激のなかで、ある刺激には条件反応が生じるが、他のある刺激には生じなくなることを弁別と言う。

　オペラント条件づけは、道具的条件づけとも呼ばれ、ソーンダイク（Thorndike, EL）やスキナー（Skinner, BF）によって先駆的な研究が行われた。ソーンダイクは、ネコなどの動物を問題箱と呼ばれる箱に入れて実験を行った。問題箱はヒモなどを引くと外に出られる仕組みになっており、その

箱のなかに入れられた空腹のネコは試行錯誤を繰り返すうちに偶然ヒモを引き、外に出て餌にありつけた。この実験を重ねると試行錯誤の回数が減り、短時間で箱の外に出られるようになった。

　スキナーは、スキナー箱またはオペラント箱と呼ばれる装置を用いてオペラント条件づけの研究をさらに進めた。スキナー箱は、壁面のレバーを押すと一粒の餌が出てくる仕組みになっており、この箱に入れられた空腹のネズミは動き回っているうちに偶然レバーを押し、餌を得ることができた。これを繰り返しているうちにネズミは徐々に頻繁にレバーを押し、すみやかに餌を得るようになった。

　ソーンダイクの実験では、ヒモを引くという行動によって空腹のネコは箱の外に出て餌を得ることができ、スキナーの実験ではレバーを押すことで空腹のネズミは餌を得られた。オペラント条件づけでは、ヒモを引く、またはレバーを押すという自発的な行動の生起が前提となり、その結果として餌という報酬が得られ、自発的な行動が頻繁にみられるようになる。このような試行錯誤を経て、報酬などを得られることで生じる行動の変化をオペラント条件づけと言う。

　社会的学習理論は、周囲の社会的な影響を受けてなされる社会的な習慣や態度、行動などの学習過程に関する理論である。社会的学習には、社会的な行動などを学習するという意味に加え、社会的な場、すなわち対人的な場で行われる学習であるという2つの意味が含まれる。

　主な社会的学習として模倣学習と観察学習（モデリング）をあげることができる。模倣学習とは、他者の行動を手本とし、同じ行動の遂行に対して直接的に強化子が与えられることで、その行動が学習されることである。たとえば、兄の行動を手本として同じように部屋の片づけを行った弟が母親に褒められ、その結果しばしば部屋の片づけを行う場合である。

　観察学習（モデリング）は、自ら直接経験したり、直接的に強化子が与えられたりすることなしに、手本（モデル）の行動を観察することのみで、その行動が学習されることを言う。実際の人の行動に限らず、ビデオの画像などもモデル呈示の役割を果たす。観察学習では、行動を学習する本人への直接的な強化より、モデルに対する強化（代理強化）が重要視される。たとえば短距離走でこれまでにない記録を出した選手に対する喝采は、その選手の走法

を身につけたいと思っている者にとって、学習を促進する大きな強化子となり得る。また、観察学習では、モデルの行動に注意を向けることや観察した行動、モデルへの強化を記憶するなど、直接観察できない認知過程が重視されることが特徴である。

　学習理論に基づく治療技法にはさまざまなものがあるが、代表的なものとして、古典的条件づけでは系統的脱感作法、オペラント条件づけとしてはトークン・エコノミー法、社会的学習理論によるものとしてはモデリング療法をあげることができる。

　作業療法では、上述した学習理論を援用しながら病院内や施設、生活の場において生活技能を獲得する援助を行う。

⑤知識・情報の不足（要因5）

　この要因は、知識や情報は人の態度や習慣に影響を及ぼすという考え方に基づくものである。知識・情報の不足を軽減し適切な態度や習慣を獲得するために、これまで医療・保健の現場では、健康教育や患者教育などとして実践されてきた。また、精神医療の分野では、心理社会的治療の一環として心理教育が行われている。まず患者一般を対象とした患者教育と精神障害者を対象とした心理教育について説明する。

　宮坂[46]は患者教育を「患者（病者）が、病気の治療と社会生活回復のために、必要な知識を獲得し、治療と社会生活の回復に必要な意志決定の能力を身につけること、および、患者（病者）が自ら病気の治療と社会生活の回復に積極的に取り組む態度と実行力を身につけることを援助すること」としている。

　心理教育については、池淵[47]はその意義と目標について、「精神障害やエイズなど受容しにくい問題をもった人たちに、正しい知識や情報を心理面への十分な配慮をしながら伝え、病気や障害の結果もたらされる諸問題・諸困難に対する対処方法を修得してもらうことによって、主体的な療養生活を営めるように援助する技法です。対象者が自ら抱えた問題を十分に受け止めることができるように援助するとともに、困難を乗り越える技術を修得すること、現実に立ち向かうことができる力量を身につけること（empowerment）、困難を解決できるという自信（self-efficacy）を身につけること、自己決定・自己選択の力を身につけること、リハビリテーションプログラムな

どの援助資源を主体的に利用できるようになること、などを心理教育では目指しています。すなわち、単に対象者に必要な知識・情報を提供するだけではなく、その人たちが地域の各種ケアプログラムを主体的に利用できるように援助するとともに、自分らしく生き生きとした地域生活を営める力量を身につけるよう援助するアプローチ、すなわち心理教育は総体としてエンパワーメントの援助となるのです」と説明している。

　上述の宮坂と池淵の説明を要約すると、正しい知識や情報を得る機会を提供することにより、患者が病気や障害によってもたらされた問題や困難に対する対処方法を身につけ、社会生活の回復に積極的に取り組む態度と実行力を獲得することができる、とまとめることができる。逆の表現をとると、正しい知識や情報を得る機会がなければ、社会生活の回復に積極的に取り組む態度と実行力を獲得することができず、患者のエンパワメントの醸成も困難であるということになる。

⑥環境の未整備（要因6）

　これは、脳の機能や心理的なあり方などのこれまでの要因と異なり患者自身に属さない、患者を取り囲む環境の要因である。環境のあり方が患者の生活に影響を与えるという考え方に基づいている。すなわち、精神障害者が暮らす環境の整備が不十分な場合には、日常生活に制限が生じるというものである。ここでは、精神障害者の生活に影響を与える環境を人的環境、物理的環境、社会・文化的環境に分けて述べる。

　人的環境に関する重要な概念としてソーシャルサポートをあげることができる。ソーシャルサポートの定義はさまざまで定まったものはないが、嶋[48]の「自己を取り巻くさまざまな人から得られる心理的あるいは実質的な援助」という定義が簡潔でわかりやすい。ソーシャルサポートのあり方は、どのようなサポートが得られているか（サポート内容）、サポートを提供してくれるのは誰か（サポート源）という観点から理解することができる。サポート内容の分類も一定のものはないが、気持を理解してもらえるなどの「情緒的サポート」、仕事を手伝ったり、病気の世話をしてもらえるなどの「手段的サポート」、問題解決のための情報を提供してもらえるなどの「情報的サポート」、仕事の成果などを適切に評価してもらえるなどの「評価的サポート」に分けられることがある。サポート源としては、両親、きょうだい、親

戚、医療福祉の専門職、患者仲間、その他の知人などが想定される。

　精神障害者、特に長い期間入院している精神障害者は、サポート内容、サポート源ともに限定されている場合が多い。長期の入院は、サポート源として重要な家族との関係を疎遠にする。また、精神症状によって家族に暴力を振るった場合などは、家族が家庭への受け入れに抵抗を示すことがある。さらに、過度または不適切なサポートは他者への依存を強めたり、症状の悪化を招くこともある。

　物理的環境としては、精神障害者が利用できる社会資源のあり方をそのひとつとしてあげることができる。平成17年（2005年）に障害自立支援法（平成25年［2013年］から「障害者総合支援法」）が制定された後は、さまざまな障害福祉サービスが体系的に提供されるようになり、精神障害者が利用できる社会資源は大幅に増加した。しかし、社会資源の充実の程度は地域により差があり、過疎地や離島などでは十分な利用ができない場合もある。

　地理的問題も物理的環境のひとつである。病院や福祉サービスを提供する事業所までの距離が離れている場合は、頻繁に利用することが難しくなる。そのため地域によっては、交通機関の料金を減免する措置を講じることで、社会資源を利用しやすくしている場合もある。

　社会・文化的環境としては、住民の精神疾患や精神障害者に対する偏見をあげることができる。平成16年（2004年）に厚生労働省精神保健福祉対策本部は、「精神保健福祉施策の改革ビジョン」を発表し、「入院医療中心から地域生活中心へ」という基本的な方策を推し進めていくため、いくつかの施策の基本的方向を定めた。そのひとつが「国民意識の変革」であり、①精神疾患に関する基本的な情報の提供を通じた主体的な理解を促進、②精神疾患の正しい理解に基づく態度の変容や適切な行動を促進、③訴求対象者（意識変革の対象となる人）に応じて地域単位の活動とメディアを通じた活動を推進、これらを具体的な方法としてあげている。すなわち、精神疾患や精神障害者に対する住民の偏見を軽減し、精神障害者が住みやすい社会へ変えるということである。

　最近は、テレビなどでも精神障害者についての正しい理解を促進するための番組も増え、またさまざまな催しで精神障害者自身が自らの体験を実名で話す場面を目にすることが多くなった。しかしいまだ近隣住民の目を意識

し、精神障害者であることを明かせず、孤立した生活を送っている家庭も少なくない。

3 日常生活の制限－6要因モデルの使い方

　本モデルは、対象となる患者の理解、作業療法介入に用いることができる。まず患者の理解については、6要因に対応する以下のような問いが必要になる。

- どのような精神症状や認知機能障害があるのか（要因1）。
- 自分自身や環境に対するとらえ方、すなわち認知のあり方はどうか（要因2）。
- 現在起こっている問題は何か、そのことで葛藤や不安は生じていないか（要因3）。
- 生活に必要な技能は獲得できているか（要因4）。
- 必要な情報や知識をもっているか、必要な情報や知識を得る機会はあるか（要因5）。
- 支えてくれる人がいるか、利用できる社会資源があるか、家族や地域の受け入れはどうか（要因6）。

　そして、これらの問いに対して得られた答えと日常生活の関係について考える。すなわち、日常生活の制限に影響を与えている要因は何かを推察する。さらに改善すべき、また解決できる要因を明らかにする。次に、それぞれの要因を説明する考え方や理論を用いて具体的な介入方法を選定するのである。

　たとえば、家事ができないことで、母との関係が上手くゆかず、そのことで悩み再発を繰り返す患者であれば、まず母親との関係から生じる葛藤（要因3）に着目し、同時にその原因のひとつと考えられる家事ができないこと（要因4）に注目する。母親との葛藤に対しては、患者の悩みや不安を受容し、慰め、安心づけ、励まし、保証などによって、患者の自我を支え、さらに患者の不満や怒り、憎しみなどのうっ積した感情の表現、発散の機会を提供する。これらは、第3章の基本的な治療で述べた支持的精神療法、表現的精神療法に該当する。

次に、家事ができないことに対しては、新たに技能を学習することを目的とする介入を行う。同時に、要因1に該当する認知機能の障害にも配慮する。認知機能障害が家事に影響を与えていると推測される場合には、生活環境などを整えることで認知機能障害の影響を軽減する認知適応法を採用しながら、家事の方法をより効率的に習得できるように気を配る。

　この例は、臨床現場ではその背景となる思考の流れや理論などを意識することなく行っている場合も多いと思われるが、意識的に行うことが重要であり、意識されていなければ患者本人や家族、他の作業療法士、他の職種などに自分自身が行っている作業療法を論理的に説明することができない。

2 作業療法の進め方

1 対象者を大まかに把握する

　詳しい評価を行う前に対象者を大まかに把握し、日常生活の制限の程度やその原因などの目安をつけることをスクリーニングと言う。スクリーニングには以下のような内容の情報が含まれる。

(1) 氏名、性別、年齢、診断名、現病歴、現在の症状など

　これらの情報のほとんどは、診療録から得ることができる。たとえば、「Aさんは、34歳、男性の統合失調症患者で、今回2度目の入院であり、入院後8か月が経過している。主に薬物療法が行われているが幻聴や被害妄想がいまだ消退せず、幻覚妄想状態にある」という程度の理解ができればよい。

(2) 現在の生活のあり方、これまでの生活状況、家族の状況
①現在の生活のあり方

　現在の生活のあり方については、看護部門や本人から情報を得ることができる。身のまわりのことがどの程度自分でできるか、友人との付き合いなど対人交流の状況はどうか、定期的な受診や服薬ができているか、社会資源の利用の程度はどうか、などについて情報を集める。「Bさんは、洗面や入浴な

どの身辺処理は自立している。対人交流は数人の患者と職員に限定されており、自分から話しかけることはほとんどない。薬と金銭の管理は病棟職員が行っており、週に数回職員同伴で近くのスーパーに日用品を買いに出かける」という程度の理解ができればよいと思う。

また、現在の生活に満足しているか、上手くできていることは何か、上手くできるようになりたいことは何か、などの現在の生活のあり方に対する本人の思いなども対象者を大まかに理解するためには役立つ。

② これまでの生活状況

これまでの生活状況は、診療録にある生活歴や患者本人との面接で情報が得られる。作業療法で重要な情報としては、生活の自立の程度や対人交流のあり方、就学や就労の経験など社会的機能の発達の程度、発病の時期、発病後の入院や自宅での療養の期間など、本人の社会生活能力に影響を及ぼすことが予想される内容が含まれる。たとえば、「Cさんは、中学、高校時代は野球部に属しており、高校ではレギュラーとして県大会にも出場している。大学入学後は実家を離れアパートで単身生活を送っていたが、2年生の5月ごろ精神的な不調を訴えアパートにこもるようになった。同年8月に親とともに帰郷、精神科を受診し最初の入院となっている。初回の入院は8か月でほぼ寛解状態になり退院した。退院後、大学は退学し、地元のスーパーでアルバイトを続けていたが、昨年33歳時に再発し、今回の入院になった」。この例の場合、生活技能や対人技能、就労に関わる技能はある程度獲得できていると推測することができる。一方、「Dさんは、中学時代から体の不調を訴え、高校進学後もほとんど通学することなく家にひきこもるようになった。17歳で顕著な精神症状が出現し、精神科病院へ入院となった。入院後5年が経過した現在も被害的な幻聴が残存し行動に影響を与えている」。この例では、発病も早く、その後は社会的な経験がほとんど得られていない。したがって、Cさんに比較して社会的機能は低いことが推測される。このように社会的機能の獲得の程度を生活歴から読み取ることが作業療法では重要である。

③ 家族の状況

家族の状況については、診療録やソーシャルワーク部門、患者本人への面接から得ることができる。まず必要な情報は家族構成である。家族構成を理

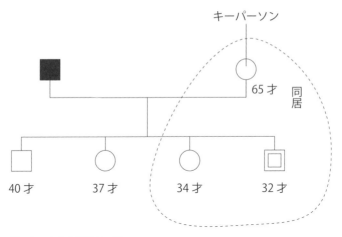

図16　家族関係図の例
患者は32歳、男性。男2人、女2人の4人きょうだいの第4子。父
親はすでに亡くなっており、母と第3子の姉との3人暮らしである。治
療を行ううえでのキーパーソンは母親である。

解するには、まず家族関係図を作成することを勧める。例として示した家族
関係図（**図16**）では、「患者は男2人、女2人の4人きょうだいの第4子であ
り、父親はすでに亡くなっている。患者との同居者は母親と第3子の姉であ
る。母親が主に患者の面倒をみており、治療を行ううえでのキーパーソンは
母親である」ことを示す。家族の面会の頻度や外泊の受け入れ状況などは、
患者と家族との関係を把握するための目安になる。可能であれば、この時点
で家族の経済状態も把握しておく。

2 日常生活の制限の程度を知る

　統合失調症の罹患によって生じる日常生活の制限の程度はさまざまであ
る。日常生活の制限が高度の場合には、ほとんど意思や感情の表出はなく、
身のまわりのことも他者に依存した状態になる。一方では経済的に自立し、
他者の手助けもできる状態で、ほぼ日常生活の制限がみられない場合もある。
　日常生活の制限の程度を、第4章の病前性格と人柄で述べたクレッチマー
の統合失調気質の中心となる自閉性、アリエティの指摘した社会から後退す

る傾向に基づき、対人関係を中心とした社会からの後退という観点から大まかに以下のように段階づけた。この日常生活の制限の程度の指標となる段階は固定されたものではなく、症状の改善や増悪などによって変化する。段階1から段階7へ向かうに従い日常の生活の制限の程度は大きくなる。すなわち、社会からの後退の程度が強くなることを意味している。

段階1：仕事や学校、社会活動などの組織に、その一員として加わっており、同僚や友人との交流もある。必要に応じて近所の住人との交流ももっている。

段階2：社会復帰施設やデイケアなどに定期的に通っており、ときには旧来の友人や施設の仲間と遊びなどに出かける。

段階3：社会復帰施設やデイケアなどに通っているが、他者との関わりはその場に限られている。休日などに家族以外の者と交流をもつことはない。

段階4：社会復帰施設やデイケアなどに通うが、施設利用中もほとんど他者との関わりをもたない。休日の交流は家族に限られている。

段階5：自宅で生活している場合は、受診のために出かける以外、他者との交流は家族に限られている。入院治療を受けている場合は、限られた病院職員との交流はあるが、他患との交流は表面的で自ら話しかけることはない。

段階6：自宅で生活している場合では、自室にこもるなどで家族との交流も必要なときに限られ、受診も定期的ではない。入院治療を受けている場合は、病院職員が話しかければ答えるが、それ以上の交流はもたない。他患との関わりはほとんどない。

段階7：自宅で生活している場合は、自室からまったく出ず家族との交流もほとんどない。入院治療を受けている場合は、病室や限られた場所で過ごしてほとんど動かず、他患との関わりはない。職員の話しかけにも大方応じない。

すでに第5章で説明した「日常生活行動評価」や「精神障害者社会生活評価尺度」も日常生活の制限の程度を理解するために用いることができる。この2つの評価尺度は、患者の生活能力を問うものであるが、本書で用いている「日常生活の制限」は、社会からの後退の程度を生活のあり方から把握し

ようとする概念である。生活する能力はあってもそれを活かすことのできない環境や動機づけされにくい環境のなかにあれば、日常生活の制限は大きくなる。つまり、社会から後退する傾向は強まるということになる。したがって、日常生活の制限は、能力など本人がもっている要素と環境の要素の両方を含む考え方と言える。

　さらにわかりやすく説明すると、たとえば上述の日常生活の制限が段階5の場合では「自宅で生活している場合は、受診のために出かける以外、他者との交流は家族に限られている」としたが、この状態は、近くに利用できるデイケアや社会復帰施設がないという環境の要素からも生じるし、対人交流の能力が低いなどの本人のもっている要素からも生じる。このように日常生活の制限のあり方を理解するには、患者自身の要素と環境の要素の両方を考慮しなければならない。加えて説明すると、日常生活の制限の程度を軽減するには、患者自身と環境の両方にはたらきかける必要があるということになる。

3 日常生活の制限を生じさせる原因を探す

　上述したように日常生活の制限は、患者自身の要素と環境の要素の両方の影響を受けて生じる。またその要素には、生物学的な要素、心理学的な要素、社会学的な要素が含まれる。つまり、患者の日常生活の制限を生じさせる原因を明らかにするには、個人－環境相互作用モデルとでも言える考え方と生物－心理－社会モデルという考え方が必要になる。

　また、この日常生活の制限を生じさせる原因は、ただ漫然と探すだけでは明らかにできない。したがって、これまで述べた統合失調症の症状や認知機能障害、長期の療養や失敗の積み重ねによる生活技能の未習得や自己評価の低下、生活課題への対応の困難性などを考慮して、日常生活の制限を生じさせる可能性のある原因を前もって想定しておくことが重要になる。

　本書では、すでに述べているように日常生活の制限を生じさせる可能性のある原因として、6つの因子を設定している。すなわち、①精神症状および認知機能障害、②これまでの生活で形成された心理的傾向、③現在の状況に対する心理的反応、④生活技能の未習得あるいは喪失、⑤知識・情報の不

足、⑥環境の未整備、である。これらの因子の組み合わせによって日常生活の制限が生じるという考え方である。もちろんこれら6つの因子だけでは説明しきれない場合もある。たとえば、身体疾患の合併によって日常生活の制限が生じている場合である。

対象となる患者の日常生活の制限がどの要因の組み合わせによって生じているのか、またそのなかでもっとも影響を与えている要因は何か、これら6つの要因以外に日常生活の制限を生じさせている要因はないか、と考える。そして同時に作業療法で除去、軽減できる原因とその方法を考えなければならない。

まずは、患者を大まかに理解する過程（スクリーニング）で得られた情報も考え合わせて、それぞれの因子ごとに日常生活の制限に与えている影響を吟味していくことから始める。当然、各因子が日常生活に与える影響を明確にできないこともある。その場合には、可能性があるかどうかの判断をする。以下に6つの因子について説明する。

（1）精神症状および認知機能障害

精神症状は患者の生活にさまざまな影響を及ぼし、日常生活の制限を生じさせる。感情に関する症状である感情疎通性の欠如や感情鈍麻は、対人交流を困難にし、身だしなみがだらしなくなるなどの影響を与える。思考に関する症状である滅裂思考や妄想は、コミュニケーション能力を低下させ、場に合わない言動を生じさせる。意欲・行動に関する症状である意欲の欠如は、対人交流や身辺処理など外界との交流を消極的にし、精神運動興奮の状態では、対人関係をもつことが不可能になる。また、強い不安や抑うつ症状も周囲との積極的な関わりを難しくする。

また、覚醒水準、注意の持続や注意の分配、注意の選択、注意の転換などの注意機能の障害、陳述記憶やワーキング・メモリなどの記憶の障害、実行機能障害、さらに社会的認知障害などの認知機能の障害も同様に日常生活上の制限を生じさせる。注意機能の障害は、多くの製品から不良品を選別するなど注意の持続を必要とする作業の遂行に支障をきたし、実行機能障害は、たとえば食事を作るなどのひとつの課題に対して自らが計画し、状況を把握しながら課題を達成することを困難にする。また、社会的認知機能の障害

は、相手の感情の読み取りを難しくするなど、対人場面での円滑な感情疎通を損なわせる。そして、これらの認知機能障害は、「混乱しやすい」「段取りをつけられない」「曖昧な状況が苦手」などの行動特性としてあらわれる。

(2) これまでの生活で形成された心理的傾向

　統合失調症患者では、病前性格として人との接触が上手くいかず自閉的であるという傾向を有している場合があり、さらに加えて多くの患者は、これまでの生活でさまざまな失敗を体験し、この体験に基づき自己や外界に対する否定的な認知を形成している。たとえば、自己に対する認知では、「自分は役に立たない人間である」「なにをするにしても上手くいかないのではないかと思う」などであり、外界に対する認知では、「他人は自分を受け入れてくれない」「自分のことは理解してもらえない」などというものである。このような否定的な自己や外界に対する認知は、外界との関わりを消極的にし、日常生活の制限を生じさせる。

　これまでの生活で形成された認知の傾向を表す概念として、自尊感情や自己効力感、学習性無力感などがある。

(3) 現在の状況に対する心理的反応

　われわれが生きていくためには、次々と生じてくる生活上の課題への対応が必要となる。年齢や性などにより生活上の課題やその重要性は異なるが、進学、就職、結婚、出産や育児、さらに親との死別などがその例である。統合失調症患者の場合には、病気や障害といかに向き合うかという問題を抱えながら、同時に生活上の課題への対応も必要になる。そうして統合失調症患者は、種々の生活上の課題へ上手く対応できないことにより、さまざまな葛藤や苦悩、挫折など、いわゆるストレスを体験する。特に精神生物学的脆弱性を有する精神障害者にとっては、度重なるストレスは精神的な危機に繋がりやすく、疲労感や意欲の低下、抑うつ症状、心気症、離人感などが生じることや思考伝播や注察妄想などの異常体験の表出が頻繁になることがある。さらに進むと再発に繋がることもある。このように生活上の課題の解決を必要とされる状況に対する心理的反応は、日常生活の制限を生み出す原因になる。

この現在の状況に対する心理的反応は、脆弱性－ストレス－保護因子モデルに基づくと、親による心理的、経済的な支援などの保護因子が減弱することや、就職の失敗や他者との不仲など社会環境的ストレスが増強された場合の反応と理解することができる。

(4) 生活技能の未習得あるいは喪失

統合失調症患者の多くは、社会生活で必要となる生活技能の獲得を前にした思春期に発病する。発病による長期間の入院や自宅での療養は、社会生活での経験を通して身につけるべき生活技能の習得を困難にする。また、生活している環境が閉鎖的であり、医療者による代理行為などによって種々の生活技能の活用が必要とされない場合には、すでに習得していた生活技能も喪失する可能性がある。このような生活技能の未習得や喪失によって、日常生活の制限が生じる。

生活技能の未習得や喪失は、脆弱性－ストレス－保護因子モデルの保護因子を弱めることにもなる。

(5) 知識・情報の不足

自分自身の病気や治療、リハビリテーションなどについての知識や情報の不足は、患者の主体性を失わせ、将来に対する不安や悲観的な考えを生じさせる。また、社会復帰施設や制度などについての知識がないことは、その利用機会を逸することになる。さらに、服薬の必要性についての情報不足は、怠薬による再発を招く原因にもなりえる。このように知識や情報の不足は、生活上の制限を生じさせる。

(6) 環境の未整備

生活する場所やはたらく場所などの社会資源や制度が十分でなく未整備であるなどの環境要因によって日常生活の制限が生じることがある。症状が改善しても退院後の受け皿がないために入院を続けている、いわゆる社会的入院はそのよい例である。また、精神障害者に対する地域社会の偏見が強い場合や家族の受け入れが良好でない場合も同様に日常生活の制限を生じさせる。

3 治療・介入する

1 治療・介入のための基礎

(1) 信頼関係の構築

　作業療法を行うには、まず患者との信頼関係を築く必要がある。信頼とは相手に対する安心感であり、批判や嘲笑されない確信と言うことができる。この信頼関係を築くために作業療法士がとるべきいくつかの姿勢を以下に述べる。

　まず、患者に積極的に関心を示すことである。関心をもっていることを態度やことばで伝えなければならない。「この作業療法士は私に熱心に関わろうとしている」と患者に感じてもらうことが必要である。

　患者には常に一貫した態度で接しなければならない。作業療法士の態度が日ごとに変わるようでは患者もどのように接してよいのか迷ってしまう。これでは、この作業療法士を信頼し、自分のことを任せようという気持ちにはなれない。

　常に誠実であることも重要である。もちろん作業療法士は完璧な人間ではないので、ときには失敗や間違いをおかすこともある。当然、失敗や間違いは最小限にとどめる努力が必要であるが、もし失敗や間違いをおかした場合は、素直にそれを認めて訂正しなければならない。

　患者の秘密を守ることも大切である。作業療法士は、治療や援助の過程で患者に関するさまざまな情報を入手する。医療職には本来、守秘義務があるが、知り得た患者の秘密を治療目的以外で他者に漏らしてはならない。

　信頼関係を構築するうえで焦りは禁物である。信頼関係を築きたいとの思いから時間があれば一方的に患者に会いに行き話しかけるということもときにみられる。これでは患者自身のプライベートな時間が確保できない。他者に対する配慮に欠けると思われる可能性がある。また、頻回の訪問をストレスに感じていながらそれをことばにできない患者も少なくない。このことが昂じると、会うことを拒否される場合や患者の病状を増悪させることもある。

　最後にことば遣いについて述べる。学生や若い作業療法士では、年齢や性別の異なるさまざまな患者に対してどのようなことばを使うべきか迷うこと

も少なくないようである。具体的に適切なことばをあげることはできないが、一般の社会で受け入れられることば遣いを基準とすべきであろう。親密さの表現として高齢の患者に対して「○○ちゃん」と呼ぶことや友達に接するように話すことは礼を失する行為である。信頼関係を損なうことになりかねない。

（2）目標達成とペース

　精神障害者を対象とした作業療法には時間がかかる。最近は、病院での治療期間を短縮して、できるだけ早期に退院させる傾向にあるが、退院したら治療やリハビリテーションも終了したというわけではけっしてない。退院はしたものの診察以外は自宅にひきこもり、他者との接触はほとんどないという患者もしばしば見受けられる。これでは社会から後退する傾向は改善されないし、生活しながら生活の方法を学ぶ経験を得ることもできない。時間をかけて社会から後退する傾向を軽減し、生活体験を通して生活の仕方を学ぶ機会が得られるように援助しなければならない。

　多くの患者は、病前性格や精神症状、その後の苦悩を伴う生活経験の積み重ねによって現在の状態が形づくられている。つまり、現在の患者のあり方は、さまざまな影響を長期間受けた結果であり、その改善にも長い時間を要する。

　また、ストレスによって再発しやすいことや認知機能障害によって新たな学習が成立しにくいという特徴を加味すると、作業療法は慎重に時間をかけて進めていくことが重要であるのは明らかである。

　漫然と長期間行われる作業療法は、いたずらに患者の時間を浪費させることになるので、これは避ける必要があるが、作業療法での目標を定め、着実に焦らず時間をかけて進めなければならない。焦って強引に進めて良い結果が得られることはないし、また逆に患者の状態がいくぶん不安定になったからといって早急にあきらめる必要もない。作業療法で設定した目標への進展が遅々としてみられないときには少し患者の後押しをし、患者が性急であるときにはそのペースを落とすようにはたらきかける。作業療法士のペースメーカーとしての役割が大事である。

（3）いくつかの方法を組み合わせる

　作業療法の対象となる患者は、生物－心理－社会モデルでの理解が必要であることはすでに述べた。患者の抱える問題は、さまざまなレベルにわたっている。精神症状や認知機能障害に基づく日常生活の制限もあるし、自分自身や周囲の環境に対する否定的な認識に基づくものもみられる。また、家族との関係の悪化や経済的な困難が日常生活の制限の原因になっていることもある。さまざまなレベルの原因がさまざまな程度に影響し、ひとりの患者の日常生活の制限を生じさせているのである。したがって、作業療法は、特定のアプローチに固執することなく、さまざまなレベルのアプローチを柔軟に組み合わせて行う必要がある。

　ここで注意を要することは、作業療法で用いる作業活動自体が多様な治療的要素を有しており、ひとつの作業活動であってもそれを用いる目的についてはいろいろな説明が可能であるということである。たとえば、「料理」という作業活動でも認知機能のひとつである実行機能の改善を目的に使うことも可能であるし、純粋に生活に必要な技能としてその習得を目的に用いられることがある。また、料理を集団作業療法の課題として、他者と協力することなど対人関係技能の改善を目的に使用されることがある。さらに、日常生活のなかの楽しみのひとつとして位置づけることも可能である。このような多様な治療的要素をもつという作業活動の特徴が、ときとしてその作業活動を用いる目的を曖昧にしてしまう。目的が曖昧になることは、漫然と行われる作業療法に繋がる可能性があるので、常にそれぞれの作業活動を用いる目的を個々の患者ごとに認識しておく必要がある。

2 治療・介入の方法

　治療・介入の方法を前述した患者の日常生活の制限を生じさせる要因ごとに説明する。この説明は、何らかの事象が起こるには、必ずそれに先立ってその原因となる事象が存在しているという原則、すなわち因果律に基づいている。日常生活の制限を生じさせている原因を除去または軽減することによって、日常生活の制限の程度を軽くするという考え方である。また、本章の最後に6つの要因ごとの実践例を紹介している。

（1）精神症状および認知機能障害に対するアプローチ

　精神症状および認知機能障害に対しては、幻覚や妄想への対処力を増大させる方法や認知機能を補う方法を採用できる。

　呉は、大正5年（1916年）の論文で病的な観念を意識から排除する方法を移導療法と呼び、作業療法もこの移導療法に含めていた[5]。実際に作業療法で何かに取り組んでいるときには幻聴や妄想が消失すると報告する患者も少なくない。最近は、このような一時的な幻覚や妄想への対処にとどまらず認知療法的な介入によって対処力を高める方法も試みられている。

　原田[15,49]は、幻覚妄想体験に対する認知のあり方（ここでの「認知」は認知された内容をさす）を変え、適応的な対処の理解、実行を実現できるように援助する方法を創始した。

　この方法は、準備段階、検討段階、定着段階の3ステップに分かれており、準備段階では、初めに「幻聴は自分の考え、気持ちに由来するようです」と説明し、次に「幻聴は、不安、孤立、過労、不眠の4条件が重なると生じやすいようです」と伝える。さらに、「幻聴がもたらす悪影響」として、幻聴から二次妄想が生じて、それらが生み出す誤解と混乱により生活が自由のない窮屈なつらいものになると解説する。また「不安、孤立、過労、不眠の4条件」と「幻聴」「妄想」の3者が互いに相手を強め合う悪循環を形成して自然回復が難しくなる場合があるので、悪循環を止めて本人の回復力を引き出し育てるための治療が必要であると説明する。最後に、治療は患者・家族・医療関係者という3者の共同作業からなること、当面の間「不安、孤立、過労、不眠」を避けることが望ましいこと、さらに向精神薬の役割に加え、幻聴を「真に受けず気にかけない、耳を傾けない、話しかけない」などの対処の有効性を「幻聴の治し方」として説明する。

　検討段階では、幻聴が本人の思考に戻る3つのパターン、すなわち、自分のなかに意識化しにくい両価的な考えが存在する際の幻聴が消退する場合などでみられる「多面的な思考の一側面」への移行パターン、また、自信がないときや迷いがある場合に生じる幻聴が消退する際などに多くみられる「自己否定的思考」への移行パターン、さらに、対人関係にまつわる葛藤や悩みがあるときの幻聴が消退する場合などでみられる「他者の言動の想像」への移行パターン、これらと患者本人の実感の合致度を検討する。

最後の定着段階では、「幻聴の内容は自分の思考に由来するものであり、不安、孤立、過労、不眠の４条件に伴い生じた現象」との認識が確かになり、幻聴の謎めいた未知性や圧倒的な影響力が減じて、「気にしないでいられる」「自分の考えだと思うと声が止まる」などの上手な対処ができる場合があるとしている。

　作業療法では、上述したような体系的なアプローチの実施はまだ少ないと思われるが、「幻聴は自分の考えに基づくものではないですか」「幻聴に影響されない良い方法はありませんか」などと患者に問い、話し合うことはたびたび行われる。

　幻聴や妄想に対する認知を変え、適切な対処法を患者が身につけるために効果的であると思われる作業療法の特徴は、多くの場合集団で実施されるということである。集団内での話し合いで、幻聴が自分だけの奇妙な体験と思い込んでいた患者が、他の患者も同様な体験をもっていると知るだけでも安心できることがある。また、他の患者から以前あった幻聴が消退したという経験を聞くことも、現在幻聴に悩んでいる患者には心強い情報になる。さらに、「幻聴は自分の考え、気持ちに由来する」ということに患者が気づくためには、経験者である他の患者の体験談や説明は大きな説得力をもつようである。また、幻聴への対処方法を集団のなかで話し合い、できそうな対処方法を試してみるように勧めることもできる。実際に「また嘘を言っていると考えて無視する」「他の人と話をする」「黙れ、と幻聴に言う」などさまざまな対処方法が提案され、そして他の患者から提案された対処法を実際に試み、上手く対処できる場合もある。

　今後は、作業療法でも作業療法のもつ特徴を活かしながら、幻覚や妄想への対処力を増大させるアプローチを体系的に実施できるようにすることが期待される。

　認知機能障害に対するアプローチは、認知機能自体を改善しようとする認知矯正法と認知機能を補う認知適応法に分けることができる。精神科の臨床では、意識的とは限らないが昔からさまざまな認知適応法が採用されてきた。たとえば、自ら計画を立てて、状況を把握しながら課題を達成することが困難な実行機能障害に対しては、病院職員が計画を立て、日課表などを作り患者に細かく指示を与えることで実行機能を補ってきた。

作業療法では、記憶の障害に対しては一日の過ごし方を表にしたり、必要なものはメモをとるように勧めるなどの方法を採用できるし、実行機能障害には洗濯や調理など生活に必要な課題の具体的な手順を図にし、その手順に従うことで課題を達成できるようにするという方法もある。また、注意の持続が困難な場合は、ときどき休憩をはさむなどという工夫も可能である。

　認知機能障害は、家族や職場の人などには理解しづらいものである。認知機能障害の特徴や対応の方法などを家族や職場の人に伝えることも作業療法士の重要な役割である。

　このアプローチの作業療法室での一例をあげると、ひとりでいるときには幻聴に聞き入り苦しい思いをすると訴える患者に、集団作業療法での作品作りに取り組むことを勧めた結果、幻聴の影響を受けずに過ごせる方法のあることに気づいてもらえた。

（2）これまでの生活で形成された心理的傾向に対するアプローチ

　自分自身や外界に対する否定的なとらえ方、すなわち認知のあり方を可能な限り肯定的なものへと変えるアプローチである。認知を肯定的なものへと変えるには、実際に課題に取り組み、上手くできたという成功体験を得ることが基本になる。作業療法では、患者の能力や課題に対する価値づけを考慮して作業活動を選び、成功体験を得られるようにする。認知機能障害へ配慮し、開始当初は材料や手順が明確に示された構成的作業を用いることで失敗体験となることを防ぐ。また、客観的には上手く課題を成し遂げていても、患者自身はそのように認知していないこともあるので、本人の認知のあり方を確認し、必要なときにはその内容を訂正する試みも必要である。上手くできたという体験へのフィードバックを作業療法士が直接患者に与えることも重要であるが、他の患者から正のフィードバックが得られるように作業療法士が介入する方法も効果的な場合がある。

　できあがった作品は丁寧に取り扱う。乱雑な取り扱いは、作品の価値や患者自身の価値を低くすることになる。作品が他者に喜ばれたり、実際に活用されることは、作品の価値を高め、患者の自己評価にも良い影響を与える。

　患者が成功体験を得られるようにするには、作業療法士がその作業活動についてある程度習熟していなければならない。また、材料や道具の確認、活

動場所の確保などができていない場合には、作業活動を上手く行えないことにもなるので、十分な準備が必要である。

このアプローチの例をあげると、被害的な妄想に悩まされ、経営していた建具屋もたたみ、さらに家族との連絡がとれなくなったことですっかり自信をなくしていた長期入院の男性患者が、作業療法で2つの本立てを作り、病棟とデイケアの事務所にプレゼントした。事務所の職員に喜ばれたことも相まって、「まだ作れるなあ」と感想を述べ、自分自身の能力に対する評価を高める経験になった。

(3) 現在の状況に対する心理的反応に対するアプローチ

現在の状況に対する心理的反応については、患者の悩みや苦しみを受容し、情緒的に支持すること、さらに感情を表出する機会を提供することで精神的な安定を得ることができる。すでに述べた支持的精神療法、表現的精神療法に相当する方法である。このアプローチでもっとも重要なことは、患者の訴えに真剣に聞き入ることである。また同時に共感していることを言動で示すことも大切である。自由に話し、感情を発散してもらうには、その前提として、自分が表現したものが批判や嘲笑されないという安心感を患者がもてることが必要である。

作業療法では、言語による方法とともに、非言語的な作業活動を用いる方法も採用できる。絵画など非言語的に表現された作品を介して、患者の思いや感情を表出する機会を提供する。また、木工やスポーツなどの身体活動を主とする作業活動もうっ積した感情を発露させる方法として利用できる。

集団作業療法の場合には、他の患者とともに悩みや苦しみを受け止め、同様な悩みや苦しみを体験した患者がいるときには、その体験や対処の方法を話してもらうことも効果的なことがある。また、集団のなかで絵画などを介して自分の思いを他の患者に伝えることで、自分が他者に受け入れられ、理解してもらえたという安心感が得られる。**図17**は、50歳代の女性が作成したマガジン・ピクチャー・コラージュである。この女性は、病気のために自分の手で娘を育てられなかった口惜しさをこの作品を介して他の患者に話し、多くの患者から共感を得ることができた。

上述のように患者のさまざまな悩みや苦しみは、情緒的な支えや、感情を

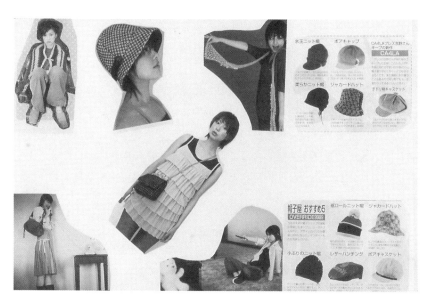

図17　マガジン・ピクチャー・コラージュの例

表出することで解消されることがあるが、困っていることを具体的に解決することも重要である。たとえば、家族に会えないことに悩んでいる患者では、家族と連絡をとり、会えるように手はずを整えることも必要であり、他人からの頼みごとを断れないことに悩んでいる患者の場合には、その方法を習得する機会を提供する。

このアプローチの例をあげる。母親との関係に悩み、そのたびに精神症状の悪化を繰り返していた女性患者の訴えを共感的に受け止め、同時に母親の苦労も理解できることを伝えた。数回の話し合いの後に、「お母さんも苦労していると思うよ」「家のこともできるだけやるよ」と話すようになった。自分自身の感情を表出し、悩みを理解してもらうことで、精神的な安定が得られた。

（4）生活技能の未習得あるいは喪失に対するアプローチ

生活技能の未習得あるいは喪失に対しては、病院などの施設や地域の生活の場において、実際の体験や他者の行動を見て学ぶモデリングなどによって

必要な生活技能の獲得をめざす。また、患者の置かれた環境が生活技能を習得したり活用することが困難な状況であれば、その環境をより良いものへと変えることも必要になる。

生活技能の習得には、まず患者とともに話し合い、どのような生活技能が必要かを決める。入院患者であれば、退院後の生活をイメージしてもらい必要な生活技能をあげる。退院後の生活をイメージできない場合は、地域で生活している患者を交えて話し合うことで必要な生活技能が明確になることがある。また、このような他の患者との話し合いが、退院や生活技能習得への動機づけになる。

多くの患者が退院後もデイケアや社会復帰施設などを利用することを考えると、不安を感じることなく他者と一緒に過ごせる、自分の考えをまとめて意見を言える、さらに他者の意見を聞ける、など集団に参加するために必要となる基本的な技能を身につけることが優先されると考えてよいだろう。

単身での生活になるのであれば、買い物や調理、洗濯、掃除、ごみ出し、光熱費や家賃の支払いなど必要な技能を明らかにし、入院中にできることがあれば実際に練習する。実際に練習してみると予想よりスムーズにでき、患者の新たな面を発見することもある。退院後の通院に必要な交通機関の利用方法は、外泊時に路線図や時刻表などを活用しながら練習してもらう。退院後は、訪問看護の制度を利用して自宅を訪問することで日常生活に支障がないかを確認し、もし支障があれば解決する方法を考え、練習する。

生活技能の獲得を目的とした作業療法を行う場合には、般化しにくいという特徴、すなわち練習した場面と異なる状況ではその技能を活用できにくい傾向があることに配慮する必要がある。もっとも有効な方法は、患者の生活の場で練習することである。また、特に長期入院の患者では、退院後の生活がイメージできないことや不安から退院したいという気持ちをもてず、生活技能の習得に積極的になれないこともある。実際にスーパーマーケットやコンビニ、郵便局などを使うことや他患に地域生活の経験を話してもらうことで退院への動機を高めるようにする。さらに、生活技能の獲得をめざす場合には、実行機能障害や学習のしづらさを患者がもっていることにも配慮する。

アルバイトの面接に失敗した男性患者のために、次の面接に備えて集団作業療法の他のメンバーを交えて練習をした。恰幅のよいメンバーが会社の面

接者の役を引き受け、「ここを希望した理由はなんですか」「これまでどのような仕事をしてきましたか」などと質問をし、その答え方を皆で考え、実際に答える体験をしてもらった。幸運が重なり、量販店の青果部門にアルバイトとして採用された。技能を習得するアプローチによる作業療法の一例である。

(5) 知識・情報の不足に対するアプローチ

　知識・情報の不足に対しては、病気についての知識、服薬の必要性や薬の種類、副作用の種類、再発を防ぐ方法、利用できる社会資源や制度、健康管理の方法など治療やリハビリテーションを続けながら地域生活を維持するために必要な情報を提供する。これらの情報提供は心理教育として体系化されており、ビデオなどの教材も開発されている。作業療法として心理教育を行う場合には、医師や薬剤師、看護師、精神保健福祉士などと連携し、専門的な知識の提供などの協力を求める。心理教育による心理的な侵襲を防ぐために、病名告知の有無や病気の受容の程度などを事前に把握しておく必要がある。

　心理教育を行うには幅広い正確な知識を必要とするので、作業療法士は、作業療法の専門的な知識に加え、精神医療や精神障害リハビリテーション、精神保健福祉に関する知識など幅広く学んでおき、全体のコーディネイトができるように準備する。

　社会資源の種類や利用方法などの知識を得てもらうには、実際に訪問することや利用することが有効であり、同時に具体的なイメージも湧くようになる。また社会復帰施設などの職員と顔見知りになることも利用の促進に繋がる。この場合は、病院内だけにとどまらない地域とのネットワークづくりが作業療法士に求められる。

　このアプローチの一例をあげる。集団作業療法のなかで、社会復帰施設について情報を提供し、主に就労について話し合いを行った。そのなかで特に福祉工場（現在の就労継続支援A型事業所）に興味をもったメンバーが実際に施設の見学に行った。結局、その施設の利用には繋がらなかったが、就労の現状を知る機会になった。

（6）環境の未整備に対するアプローチ

　環境の未整備については、患者が利用できる社会資源を見つけ出すことや、場合によっては自ら社会資源を創り出すことが必要になる。患者が利用できる社会資源の整備の程度は地域により大きな差がある。離島などでは精神医療の施設自体が島内に存在せず、定期的な受診にも大きな時間的、経済的な負担を強いられる地域も存在する。また精神医療の施設はあっても、社会復帰施設がなく、診療以外は自宅で生活せざるを得ない場合もある。一方、公共交通機関の利用料を減免する制度が整えられており、複数の社会復帰施設から自分にあった施設を選べる程度に充実した地域もある。作業療法士は自分の勤務する地域の社会復帰施設や制度の充実の程度について知っておく必要がある。最近では、作業療法士が開設、運営する社会復帰施設もできている。

　家族も患者の生活を支援してくれる重要な環境と言える。すべての患者と家族の関係が良好というわけではなく、家族のもとへの退院に否定的なことも少なくない。家族が高齢であったり、患者が家族に対して暴力をふるったことのある場合には、この傾向が強いようである。退院後の負担を減らす方法とともに、専門職が支える体制のあることを家族に伝え、説得する。このような説得は作業療法士だけでは困難であるので、主治医や担当看護師、ケースワーカーなどとともに行う。家族の説得にあたるためには、家族の抱える悩みや苦しみについて理解し、共感できる能力が必要である。作業療法士も家族に接する機会を積極的にもつことや研修会などに参加することで家族の思いについて理解するように努めるべきである。

　長期的な視点に立つと、精神障害者や精神医療に対する地域社会のもつ偏見を軽減するための啓発活動に参加することも作業療法士としての役割のひとつと言えよう。

　患者の能力を実際より低く見ている家族も少なくない。退院を前にした家族との面接で、作業療法の場面で見出された患者の能力や思いを家族に伝え、患者に対する家族の理解を深めてもらう機会を作った。環境に対するアプローチの一例である。

4 作業療法の実施形態

作業療法の実施形態は、大きく個人作業療法と集団作業療法に分けられる。個人作業療法は、患者と作業療法士の一対一の相互関係によって治療・介入を行う。

集団作業療法では、患者と患者との相互関係、患者と作業療法士との相互関係の両方を治療・介入の要素として用いる。作業療法士は、意識的に患者と患者の関わりが生じるように介入する。

ここで言う相互関係とは、以下に詳しく述べるように、個々の患者が主体的な生活を取り戻すことを助ける関わりを意味する。

一般的には、個人作業療法と集団作業療法を組み合わせて、患者に対する治療・介入を行う。

1 個人作業療法

作業療法は、個人作業療法からの開始が基本になる。個人作業療法では、作業療法士が患者を受容し、支持し、信頼し、励まし、さらに患者に価値を見出し、回復・成長することを期待すると同時に、患者は作業療法士との関わりによって安心感・信頼感・希望を得て、挑戦への動機づけがなされ、能力を発揮し、可能性を発見し、さらに自信を獲得するという相互関係を通して、患者自身が主体的生活を取り戻すことをめざす。この過程で形成される作業療法士と患者との信頼関係を基盤としながら、患者を集団作業療法へ導入する。集団作業療法では、後に詳しく述べる集団のもつ治療的な因子を十分に活用しながら主体的な生活を取り戻せるように治療・介入を行う。集団作業療法への参加を経て、個人作業療法では作業療法で得られたさまざまな体験を整理しながら、地域での生活の実現へ向けて退院後に必要な能力や利用する施設・制度などの確認をし、退院へ向けての準備を行う。

個人作業療法を開始する前に作業療法について説明し、参加への同意を得る。作業療法についての説明は、対象者の理解力や新しいことを始めることに対する不安を考慮し、わかりやすく丁寧に行う。最初から作業療法の実施によって期待される効果を数多くあげて説明すると、「作業療法士の期待に

そえないかもしれない」という不安を生じさせ、作業療法への導入が上手くいかないこともある。このような場合は、とりあえず開始間近に期待される効果だけの説明にとどめ不安を生じさせないようにする。

　集団作業療法と並行して行う場合には、集団作業療法での体験についての整理や参加への励まし、今後の方向づけを個人作業療法で行う。集団作業療法では表出できない思いが個人作業療法で話されることもあるので、有用な情報として集団作業療法の担当者に伝える。個人作業療法と集団作業療法の担当者間で情報を交換し合い、混乱を生じさせない統一的な対応がとれるように配慮する。

　入院患者では、退院を目前にした時期には、個人作業療法で今後の生活の仕方やこれまでに作業療法で改善された点などについて整理し、退院後の治療やリハビリテーションについての説明・励ましを行う。退院後の生活に対する期待や不安についても確認し、不安が強い場合には主治医にも伝え、不安を軽減する方策を考える。

　個人作業療法を行ううえで注意すべきことは、患者と作業療法士との関係性、個人作業療法と他の治療との関係性についての配慮である。まず、患者と作業療法士との関係性については、心理的な距離を適切に保つことが必要である。患者を助けたいという気持ちが強すぎて、患者との適切な心理的な距離が保てなくなることもある。はたからは作業療法士が患者を抱え込んだ状態にみえるが、このようになると専門家として患者との治療関係を客観的に把握できなくなり、治療的な介入は不可能になる。患者はひとりの作業療法士で抱えきれるものではないので、最終的にはいったん抱え込んだ患者を一方的に突き放すことになりかねない。これは反治療的な対応と言わざるを得ない。気づかないうちに適切な心理的な距離がとれなくなることもあるので、他の作業療法士や上司からの助言には素直に耳を傾ける姿勢が必要である。

　また、個人作業療法と他の治療との関係性については、ひとりの作業療法士が担当している個人作業療法も全体の治療システムの一部であるという意識が重要になる。全体の治療システムのなかで自分の担当している個人作業療法が果たす役割や特徴を明確にし、職種を超えた他の職員にも説明することで理解を得ておく必要がある。たとえば、個人作業療法では、退院へ向け

ての患者の不安を明らかにし、その不安を軽減する方法について患者とともに話し合うことがある。退院という治療システム全体の目標を達成するためには、退院に対する不安の明確化とその対策は重要である。作業療法士は、その重要性を病棟などのミーティングで他の職員に説明するとともに、個人作業療法で解決できる可能性と方法を伝える。また、その個人作業療法の経過も定期的に報告する。

2 集団作業療法

（1）なぜ集団を用いるか

　集団作業療法は、患者間の複数の相互関係を積極的に利用する。このように複数の相互関係を利用する理由としてあげられるのは、私たちの生活自体が人と人との複数の相互関係によって成り立っているということである。患者の病理や障害は、この複数の相互関係のなかで表面化する。社会生活のなかであらわれる患者の病理や障害が、集団作業療法のなかで縮図として再現され、その再現された病理や障害に治療的に介入することで患者の社会への適応力を高めることができる。また、一方では病棟ではみられない健康な部分が集団作業療法のなかで見出されることもある。その健康な部分には褒めるなどの対応をすることで、治療的な効果が得られる。このような考えに基づき作業療法では集団を用いる。

（2）集団作業療法の計画と実施

　言うまでもないが、集団作業療法は作業療法士の責任で計画、実施されなければならない。集団作業療法を計画するためにはいくつかの条件について検討する必要がある。またここでは、集団作業療法に参加する患者をメンバー、1回ごとの集団作業療法の実施をセッション、さらにひとつの目的を達成するために複数のセッションで構成される単位をクールと呼ぶ。

①基本的な構造

　集団作業療法では、一定の構造を作業療法士がつくりあげる。集団作業療法の構造を曖昧にすることでメンバーに困惑や不安を感じさせることは治療的ではない。作業療法士は、集団の大きさや空間、時間、集団の展開などの

構造を定め、集団作業療法に参加するメンバーに安心感を与える。

集団の大きさ：適切な集団の大きさは、集団作業療法の目的によって異なるが、作業療法士がメンバー間の相互作用をうながし、治療的に介入するには、作業療法士まで含めて10人程度の集団が理想である。これ以上大きくなるとメンバー間の相互作用が生じにくくなり、作業療法士の介入も難しくなる。また集団のまとまり、すなわち凝集性が高まりにくくなる。一時的に集まりスポーツなどを楽しむことを目的とした集団作業療法では、数十人の集団でも実施可能である。

一方、集団の大きさが2、3人と小さすぎる場合には、メンバー間の相互作用が単調となり、また緊張が高まることもある。

メンバー数と作業療法士の数の割合にも配慮が必要である。メンバーの状態にもよるが、10人程度の集団であれば1、2名の作業療法士で担当する。

集団の開放性：メンバーが固定されている集団を閉鎖集団（クローズドグループ）、一方メンバーが固定されず自由に参加できる集団を開放集団（オープングループ）と呼ぶ。閉鎖集団では、集団作業療法の回数を重ねるにつれてメンバー相互の関わりの程度が深まり、集団の凝集性も高まる。この集団の成長とも言える過程を通してメンバー間の理解が深まり、後に述べる治療因子がより効果的にはたらくようになる。つまり、他のメンバーのために助言するなどメンバーの回復や成長に繋がる体験が集団内でより多く得られるようになる。

開放集団には、凝集性は高まりにくいという特徴があるが、好きなときに参加できるという気楽さがある。開放集団を生活の一部として、他者に会い楽しめる機会として利用することも可能である。

閉鎖集団と開放集団の中間的な方式として、準閉鎖集団（セミクローズドグループ）と準開放集団（セミオープングループ）がある。両集団ともに、メンバーの一部を固定し、残りの一部のメンバーの出入りを自由にしたものである。

メンバーの等質性：メンバーを選定する場合には、性別や年齢、診断名、回復段階、コミュニケーション能力などの違いを考慮する必要がある。女性のメンバーのなかに男性のメンバーがひとりという集団や高齢者のメンバーのなかに若いメンバーがひとりなどという一部に異なる性質のメンバーを含

む集団では、異質のメンバーが孤立する場合があるので、集団の運営は難しくなる。また、異質のメンバーも治療的な体験が得られにくくなる。基本的にはメンバーの質を同じにした集団の方が運営しやすいと言えるが、さまざまな年齢や回復段階のメンバーを含む集団では、経験豊富なメンバーから若いメンバーに対して有意義な助言が与えられるという利点もある。回復段階が初期であったり、コミュニケーション能力が低かったりするメンバーには、集団内で孤立せずメンバーとしての役割がとれるように作業療法士がサポートする必要がある。

場所・空間：集団作業療法を実施する場所は、基本的にはメンバー以外の出入りのない区切られた場所が適切である。病棟の談話室や食堂などでは、メンバー以外の出入りによって活動が中断させられることやメンバーの注意が散漫になることがある。屋外で行う集団作業療法、たとえばソフトボールなどのスポーツでも、開始時や終了時にはある程度区切られた場所を確保し、メンバー間で感想を述べ合うことや、作業療法士がオリエンテーションやフィードバックを行いやすくする。また、実施する場所は、可能なかぎり固定する方がメンバーを混乱させずにすむ。病院外で活動を行う場合でも、集合場所は一定にすべきである。

　場所の広さにも配慮が必要である。活動の種類にもよるが、あまりに広すぎてがらんとした場所ではメンバーが落ち着かず、逆に狭すぎる場所では他者と体が接触することにとまどったり、緊張したりする。メンバーとメンバーの間に緊張しない距離が保たれ、お互いの顔が見え、さらに声も聞き取れる広さの部屋がよい。その他に、騒音がないこと、明るいこと、メンバーの数だけ同じ型の椅子が準備できることなども必要な条件である。

時間や頻度、期間：集団作業療法を行う日時が定められていなければ、メンバーに混乱を与える。もし週1回実施するのであれば、たとえば木曜日の午後1時30分から3時30分までというように固定する。定められた開始時刻と終了時刻は守るようにする。作業療法士が遅刻して開始時刻が遅れるようなことがあってはならない。セッションによっては、活動の進み具合からもう少し終了時刻を延ばしたいと思うこともあるが、決められた時刻に終わるようにした方がよい。

　実施する日時を決めるときには、他の治療などのスケジュールとの調整が

必要である。集団作業療法の時間と他の予定が重なり、メンバーが参加できなくなるようなことがないように前もって調整する。使う部屋や道具なども確実に利用できるようにしておく。

　1回のセッションの時間は、集団作業療法の目的やメンバーの精神機能などによって異なるが、一般的には1時間から2時間程が必要である。時間を決定するときに特に配慮しなければならないのはメンバーの精神機能である。まわりの刺激に容易に影響されるような状態では、短時間しか注意力を保てない。このようなメンバーで構成される集団の場合、1セッションの時間を45分から1時間程度に短くすることもある。

　集団作業療法を行う頻度も重要な要素である。集団の成長過程を通して深まるメンバー間の相互作用を積極的に利用する場合には、少なくとも週に1回はセッションをもつ必要がある。月に1回のように開催頻度が少なければ集団の凝集性が高まらず、治療的な相互作用が生じにくくなる。

　どの程度の期間、集団作業療法を継続するかということも重要である。心理教育のように一定の内容をメンバーに教授することを目的とした集団では、週1回の頻度で行えば数か月で1クールが終了する。1クールが終了した時点でメンバーを新たにし、さらに次のクールを開始することになる。このように1クールの期間を定めメンバーを入れ替える方法の他に、メンバーの一部を適時に入れ替えながら期間を定めずに継続する方法もある。後者の方法は集団の凝集性を保ちながら新たなメンバーに治療的な体験を提供することができるが、漫然と継続せず定期的に集団の成長過程やメンバーの変化などについて整理することも大事である。

　セッションの展開：セッションごとに活動の進め方が異なることは、メンバーを混乱させる原因になる。活動の進め方はある程度固定し、メンバーがそのセッションで行われることを予測できるようにする。予測できることは、メンバーに安心感を与える。いつもと違う進め方をしなければならないときには、セッションの最初に変更される内容を具体的に説明する。進め方の変更によって不安が強くなっているメンバーには、必要なときに作業療法士がサポートすることを伝え、不安を軽減させる。また、セッションの終了時には参加して感じたことなどを話してもらい、活動中にみられた良い部分について正のフィードバックを行う。

学生などが一時的に加わる場合には、単なる見学者にならないように前もって本人に伝えておき、セッションの開始時にメンバーに紹介し、メンバーと一緒に活動に参加してもらう。

　構造化の程度：集団作業療法での集団は、治療を目的に意識的に計画されたもので、上述したように集団の大きさや開放性、メンバーの等質性などが明確に構造化されたものである。しかし、患者が退院後に生活する社会には、集団作業療法のように明確に構造化された集団もあれば、半構造化された集団、さらにほとんど構造化されていない集団もある。したがって、メンバーに不安が生じないように集団を構造化することは重要であるが、一方では緩やかな構造をもつ集団も設定し、その集団のなかで自律的な参加の仕方を患者が学べるようにすることも必要になる。たとえば、メンバーや開催する日時は固定した集団で、集団の課題や進め方はメンバー間での話し合いによって決める場合である。作業療法士が行う集団の構造化の程度は、参加しているメンバーの能力を勘案して決める。構造化の程度の低い集団では、リーダー的な役割を果たすメンバーが欠席したときには、集団の進展が止まってしまうこともある。そのような場合には、作業療法士が介入し、構造化の程度を高めることで集団が進展するようにする。

②集団作業療法を実施するうえでの注意点

　集団作業療法の多くでは集団で達成する課題が設定される。たとえば、木工作品としてベンチを作製することや病院内でバザーを開催するなどである。これらの課題の達成は、回を重ねるごとに上手くなるが、集団作業療法の目的はメンバー個々の回復・成長であるので、課題の達成だけに目を奪われないようにしなければならない。ときに課題達成だけに重きが置かれ、職員が課題のほとんどを仕上げてしまうようなことも見受けられる。これではメンバーの回復・成長には繋がらない。集団作業療法で設定される集団の課題は、その課題を達成する過程での体験を治療的に用いるために設定するということを忘れないようにする。

　他の治療や看護との有機的な関係を保つことも集団作業療法を実施するうえで重要である。まず、集団作業療法を計画する段階で関連する部署には、目的や実施方法などを前もって説明し協力が得られるように準備する。また開始後は定期的に患者の参加状況や改善の程度などを関連部署に伝えること

も大切である。場合によっては、集団作業療法を実施する場所まで患者の送り迎えやスタッフとして集団作業療法に参加してもらえるように関連部署との関係づくりが必要である。

集団作業療法を担当するスタッフ間の連携も重要である。セッション開始前にはセッション中の役割分担や進め方、メンバーについての情報交換などを行い、セッション終了後にはセッション中の出来事の確認や次回の進め方などについて話し合う。セッション開始前の役割分担ができていないときには、リーダー以外のスタッフが見学者の役割をとってしまい、効果的なメンバーへの介入ができないなどの事態を招くことがある。

(3) 治療的因子

これまで集団作業療法について、メンバーとスタッフを交えた相互作用によって、メンバーが回復・成長する機会を提供すると説明してきたが、ここではより具体的に集団作業療法のもつ治療的な機能について説明する。ヤーロム (Yalom, ID)[50] は集団精神療法の治療的因子 (therapeutic factors) として11の因子をあげている。これらの治療的因子は、集団作業療法の治療的な機能の説明にも援用できる内容である。以下に11の治療的因子について説明する。

① 希望をもたせること (instillation of hope)

患者に治療の有効性を説明し、良くなるという希望をもたせる。回復した他の患者を見ることは患者に希望をもたらす。

② 分かち合い (universality)

普遍性と訳されることもある。患者は「自分は他の人と違う」「問題があるのは自分だけだ」「自分のことはわかってもらえない」と思い込んでいることが少なくない。集団療法の体験を通して、そうではないことに気づき、自分が他者と共通する存在であり、受け入れられる存在であることを知ると力強い安心感が得られる。

③ 情報の伝達 (imparting of information)

治療者や他のメンバーから問題解決の方法などの教訓的指示や助言を得ることができる。

④**愛他性（思いやり）（altruism）**

　愛他主義とも訳される。自分がなんら役に立たない存在だと思っている患者にとって、自分が他者の役に立つという経験は、患者の自尊心を高め、他者に関心が向くことで自分自身へのとらわれから解放する。

⑤**原家族集団での体験の修正的なやり直し（the corrective recapitulation of the primary family group）**

　親のような役割をとる治療者、兄弟のような役割をとるメンバーによって構成される集団内で起こる感情転移的な関係を理解、修正することは、過去の家族間の歪んだ関係や認識を是正、改善する機会になる。

⑥**社会適応技術の学習（development of socializing techniques）**

　集団での体験は、他のメンバーや治療者の行動から社会に適応するための技術を身につける機会になる。

⑦**模倣行動（imitative behavior）**

　他のメンバーや治療者をモデルとして観察し、より適応的な言動などを模倣する。

⑧**カタルシス（catharsis）**

　集団内で自分の感情を表現し、それが他者に受け入れられるという体験は、患者に安堵感をもたらす。また、感情表出の方法を学ぶ機会にもなる。

⑨**実存的因子（existential factors）**

　集団内での体験を通して、何ができるかを学ぶとともに、何ができないかも学ぶ。自分自身の現実的な限界を理解し、否認することなく受け入れ、困難に立ち向かうことができるようになる。

⑩**凝集性（cohesiveness）**

　意味のある存在として集団に受け入れられ集団の役に立つ体験は集団への帰属感を与え、他者と密接な関係をもつという経験は自尊心を高める。

⑪**対人的学習（interpersonal learning）**

　自分の不適切な対人行動に気づき、修正する機会が得られる。

　集団精神療法は主に言語を用いる集団療法であり、言語的な活動と同時に非言語的な活動も利用する集団作業療法とは異なる部分もあるが、基本的には集団内での体験を治療として用いることに違いはない。集団作業療法では

メンバーに共通する課題を設定することでさまざまな役割が生まれ、このことによってメンバー間の相互交流を活発にすることができる。作業療法士は、このような集団作業療法のもつ特徴を踏まえたうえで、上記の治療的因子がより良くはたらくように意識しながら集団の課題を設定し、メンバーに介入するとともに適切なフィードバックを与える。

5 作業療法を行ううえでの注意

1 事故を防ぐ

　患者を援助する目的で作業療法は行われるが、その過程で重大な事故が起きては元も子もない。まず注意しなければならないことは、患者の自傷と他害である。作業療法で用いる道具、たとえばカッターナイフやハサミなどで自分を傷つけたり、他者に怪我をさせたりすることがあってはならない。作業療法の道具が病棟にもちこまれ、事故に繋がるなどということは管理責任という観点から医療職として失格と言わざるを得ない。

　また、抗精神病薬の副作用や身体機能の低下などから作業療法中や移動中に転倒などの事故が起こる可能性もある。作業療法室の環境を整えるなど、転倒を防ぐ配慮が必要である。また、道具を使っている途中で怪我をすることもあり得る。特に刃物や電動工具などを使用する際には十分に注意をはらうべきである。

　無断離院も防がなければならない。無断離院とは、正式な手続きなしに患者が病院を離れることである。作業療法中に無断離院することは多いとは言えないが、けっしてあってはならないことである。作業療法に参加すると言って病棟を出た患者が、途中で無断離院したという例もある。ほとんどの場合、無事に保護されるが、ときに自殺や行方不明などの悲惨な結果を招くこともある。

　これらの事故を防ぐには、備品の管理、環境の整備、病棟などの他部門と

の連携などを徹底して行う必要がある。このことは作業療法士の重要な役割である。

2 転移と逆転移～治療者としての距離

　作業療法を行うにはその前提として患者との信頼関係の構築が必要なことはすでに述べた。作業療法は、患者と作業療法士の関係性のなかで成り立つのであるから、信頼関係は当然必要であるがそのうえで気をつけなければならないことは治療者としての患者との距離である。ここで言う距離は、心理的な距離とでも表現すべきものである。

　転移は、フロイトが命名した精神分析の用語であるが、患者が幼児期に重要な人物（主に親）に向けていた感情やイメージを無意識のうちに治療者に向けることである。たとえば、患者がかつて父親に向けていた愛情や憎悪といった感情を意識せずに治療者に向ける場合である。また一方、逆転移は、治療者個人のなかに幼児期から培われてきた感情反応のパターンや対人関係のパターンに基づく感情を患者に向けることを言う。これらの転移や逆転移は治療関係が深まると生じやすいが、行き過ぎた転移や逆転移は、適切な治療者と患者との距離を保てなくしてしまう。転移や逆転移によって過度に親密な状態や強く嫌悪する状態になれば、治療を行うことは困難になり、反治療的な関係をもつくりだす。

　治療者が熱心であるほど、作業療法を行ううえでも転移や逆転移は生じる可能性がある。患者との心理的な距離が適切であるか、常に自分自身を振り返る必要があり、また他の作業療法士などからの指摘も素直に受け入れるべきである。これが作業療法士には「熱い心と冷めた頭」が必要だと言われるゆえんのひとつである。

3 事前の準備の重要性

　作業療法では事前の準備がその成否を分けることがある。事前の準備とは、場所の確保、道具や材料の用意、作業療法の進め方などである。使用しようと思っていた場所が、時間になって行ってみると他の目的で使われてい

ては、改めて使用する場所を探さなければならない。患者に待ってもらって
いるうちに時間がなくなるようではまったく治療にならないし、信用をなく
してしまう。

　道具や材料にも十分に気を配る必要がある。道具はかねてから手入れして
いなければ必要なときに上手く使えないことがある。たとえば木工を作業活
動として用いるときに、鋸や鉋（のこぎり かんな）が切れなくては木材を切ったり削ったりする
心地良い体験は得られず、ただただ苦痛な体験となってしまう。鋸や鉋の手
入れは素人には難しいが、自分で手入れができない場合は専門家に依頼する
などして常に使いやすい状態に保つ必要がある。とにかく、手入れされてい
ない道具は使いづらいだけでなく危険でさえある。材料も前もって確認して
おく。材料がなかったり、不足したりしては、途中で作業療法を中止するこ
とにもなりかねない。期待していた作業活動ができないことは、患者に不満
をもたらすことになる。

　一回の作業療法の進め方を前もって大まかに決めておくことも大切であ
る。必ずしも予定通り進まないことはあるが、前もって進め方を決めておく
ことは、作業療法士の安心にも繋がる。余裕をもって作業療法を実施するた
めにも事前の準備が重要である。

4 自分のメンタルヘルスにも配慮する

　精神障害者に対する作業療法は長期にわたる。精神医療の領域では治療や
リハビリテーションによって得られた患者の安定した状態を寛解状態と言
う。この寛解ということばには、完治してはおらず常に再燃の可能性をはら
んでいるという意味が含まれている。作業療法士は、このような“完成”と
言えることのない仕事に取り組んでいるのである。常に完成を求めて仕事を
続けることは、ときに耐えがたいものとなる。このように不全感を抱きなが
ら努力し続けることは神経をすり減らし、突然無気力になってしまい、何を
やっても虚しさを感じる、いわゆる燃え尽き症候群と言われる状態になりか
ねない。

　重要なことは、患者ひとりがいだく問題はひとりの治療者では解決できる
ものではないと作業療法士が思えるようになることである。これはけっして

放棄ではなく、ひとりの作業療法士が抱えることのできない深遠な意味を人の存在自体と人の存在に関わる作業療法が内包しているということである。

努力は必要であるが、できないことがあるのも確かである。このことを心に留め置いて、精神的な安定を保つことがより良い作業療法を提供することに繋がる。

6 日常生活の制限―6要因モデルによる実践例

次のページからは、日常生活の制限―6要因モデルに基づき、各要因に対応した実践例を示す。それぞれの実践例は、6要因のうち主眼をおいた要因ごとに紹介した。したがって、実践の内容には他の要因に基づく対応も含まれているものもある。また、これらの実践例は、実在した患者への実践をもとにはしているが、個人を特定ができないように改変したものである。

1 精神症状および認知機能障害に対するアプローチ

●幻聴への対処方法を獲得することで生活範囲の拡大に繋がった実践例

[症例概要]

【氏名】A氏

【年齢】30歳代後半

【性別】男性

【診断名】統合失調症

【生活歴・現病歴】（X年：精神科初回受診の年）

- X年、大学在学中に幻覚妄想状態となり発症する。B病院で外来治療を受けるが、自宅から出ない生活が続いた。
- X＋8年、幻聴・被害妄想の影響により、外出したまま家に帰らず保護され入院となる。
- X＋10年、退院となり、その後、家族とともに自宅で生活しながら通院治療を続けている。

　A氏は、精神科作業療法を利用しながら通院治療を継続し自宅での生活を送っている。今後については、「人と上手く話せるようになりたい」「アパートでひとり暮らしがしたい」と話す。ただ、現在も幻聴や被害妄想などの精神症状は残存しており、ときに精神症状であるとの認識はあるが、現実と混同することも多く、思考内容や行動に影響を及ぼしている。たとえば「早く独り立ちしなければ」「幻聴が聞こえることは特別な能力だ」と病識に乏しく薬の自己中断をしたり、「出て行け」と言う幻聴に影響され、作業療法の途中に無断で退席したりすることもある。また、このような被害的な幻聴や妄想の影響により、「自分は役に立たない人間である」「何をしても上手くいかないのではないか」など自己評価の低さをうかがわせる発言もあり、対人交流を中心とした日常生活のさまざまな場面で制限を生じさせている。

[介入の実際]

　A氏への介入は、週1回の頻度で行われるクローズドの集団作業療法であり、その内容はミーティングと園芸活動であった。

導入時には、作業療法のなかで、幻聴に聞き入り硬い表情を見せたり、幻聴に「出て行け」と言われ無断で退席したりと幻聴に左右された行動がみられた。また「幻聴について語ると調子が悪いと思われるから」と病的体験について言語化することはほとんどなかった。そのような症例が、作業療法のなかでさまざまな体験を得ることで、幻聴への対処行動を身につけ始めた。

　まず、園芸では、苗の植え付けや鍬で土を耕す作業に集中して取り組むことで、幻聴が軽減する体験を得た。そのつどスタッフは、何かに集中して取り組むことで、幻聴の影響を受けずに過ごせる方法があることをA氏に伝えた。症例からも「土を耕していると、幻聴が聞こえなくなった」と嬉しそうに話す様子がみられた。

　またミーティングでは、幻聴への対処方法について他メンバーやスタッフと話し合う機会をもった。そのなかで、他メンバーから幻聴の体験談を聞くことで、「幻聴が聞こえるのは自分だけでなく安心した」と話し、「テレビを観ていると出て行けと言われる」などの病的体験について言語化する機会が増えていった。また、それに対して他メンバーより「幻聴を相手にしない方が良い」とアドバイスをもらうこともあった。さらには、自ら他メンバーに「どうやったら幻聴が楽になりますか」と幻聴への対処の仕方を尋ね、「嘘つきは向こうに行けと言って対処している」と聞き、「ためになりました」と安心した表情で話した。

　このように、他メンバーやスタッフとの話し合いや体験から学ぶ機会をもつことで、「無視する」「何かに集中する」「他の人と話をする」「服薬を忘れないようにする」などの幻聴への対処方法を身につけ始めた。現在では、就労継続支援B型施設や精神科デイケアも利用するようになり、家族との外出の機会も増えている。

[考察]

　幻聴や被害妄想を中心とする精神症状の影響を受けていた症例が、作業療法を通して幻聴に対する認識の仕方や対処行動に改善がみられた。この要因としては、園芸を通して、幻聴が意識から排除される体験を得たことや他メンバーやスタッフとの幻聴についての話し合いから学べる機会をもてたことが契機になったと考えられる。そして、このような体験が、現在の病的体験を含む生活のあり方に気づかせ、幻聴に対する有効的な認識の仕方や対処行

動の獲得に繋がっている。さらには、病的体験による負の影響が軽減され、症例の生活の範囲・多様性の維持、拡大をもたらしていると考える。

●認知機能障害に対して代償的アプローチ（認知適応法）を用い生活の安定に繋がった実践例

[症例概要]

【氏名】B氏

【年齢】30歳代前半

【性別】男性

【診断名】統合失調症

【生活歴・現病歴】（X年：精神科初回受診の年）

- X年、D社に就職する。仕事のストレスから幻覚妄想状態となり、E病院に入院する。会社は辞職する。
- X＋3年、その後も病的体験に左右される行動が多く、入退院を繰り返す。
- X＋5年、本人から社会復帰施設利用の希望があり、退院後グループホームへ入居となる。

　現在は、就労継続支援B型施設、精神科作業療法、精神科訪問看護を利用しながらグループホームでの生活を継続し、入院に至るほどの状態悪化はみられない。現在の生活や今後については、「今はさまざまなサービスを利用しながら病気に左右されない生活を送る準備をしている。将来は仕事に就き結婚したい」と話す。ただ現在も、精神症状や認知機能障害は残存し、その影響を受け日常生活のさまざまな場面で制限が生じている。特に、認知機能障害の影響を受け、「部屋を掃除しようと思っても、何から手をつけて良いかわからず、ふて寝をする」「欲しいものがあったら、つい買ってしまう」「薬を飲み忘れる」など掃除、洗濯、金銭管理、服薬管理ができず、生活が乱れる傾向にある。また、その生活の乱れが「生意気だ」「でしゃばるな」と行動を妨げる幻聴や「腰に力が入らない」「吐き気がする」などの心気的訴えを助長し、活動の参加や作業の遂行に支障をきたすこともある。

[介入の実際]

　外来による個人作業療法では、金銭出納帳を記入してもらい収支の確認を行うことで、見通しを立てた金銭管理が可能になるように支援した（**図18**）。

金銭出納帳

日付	曜日	収入	支出 食費	ガソリン	飲み物	たばこ	その他		残高
15	月	30000	500	1500					28000
16	火		100		108	440			27352
19	金		198		70				27084
20	土				108				26976
21	日				296	4400			22280
22	月				108				22172
23	火				332				21840
24	水						玩具	108	21732
25	木		216						21516
26	金				91				21425
27	土				108				21317
28	日		500		184				20633
29	月		400		108				20125
30	火				216				19909
31	水		847				880	玩具 1080	17102
1	木			1959	216				14927
2	金						ポスター	880	14047
3	土		400		108				13539
4	日				108				13431
5	月		571	2000	149				10711
8	木				216	440			10055
9	金		541		108				9406
10	土				328	880			8198
11	日				216				7482
12	月		872		173	4400			2037
13	火		616						1421
14	水				216				1205
		30000	6063	5459	3567	11440		2068	1205

図18　金銭出納帳
認知機能障害などの影響により計画的にお金を使うことが難しい対象者に、金銭出納帳を活用しながら、収入と支出のバランスを意識した金銭管理ができるよう支援した。

　導入時には、レシートの紛失などで正確に記帳することも難しかったが、繰り返し行うことで徐々に作業にも慣れ、正確に記帳できるようになった。また毎回、支出と収入の確認を行うことで「今週は、ジュースやおもちゃを買ったから節約しないとね」と見通しを立てたお金の使い方が身につきつつある。さらに1か月の支出を予算内にとどめられることが増え、家族から良い評価を得ることにも繋がっている。

　訪問看護では、掃除、洗濯などの身辺処理活動や服薬管理への介入を行った。まず身辺処理活動については、「なにからとりかかれば良いかわからない」と混乱することが多かったので、作業の具体的な手順を示した図を部屋に掲示し、それを確認しながら作業に取り組めるようにはたらきかけた。現在は、症例からも「具体的な手順がわかるから、イライラすることが減りました。自信もついてきました」と前向きな発言も聞かれるようになり、自ら

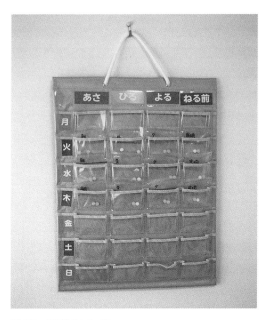

図19　服薬カレンダー
服薬カレンダーは、薬の飲み忘れや飲み間違いを防
ぐための道具である。その服薬カレンダーを活用しな
がら、正しく薬が服用できるように支援する。

図を確認しながら掃除や洗濯を行うことが増えつつある。

　また服薬管理については、服薬カレンダーを活用し訪問看護の際に薬を
セットするように支援した（**図19**）。現在では「うっかり飲み忘れることが減
りました」「きちんと薬を飲もうという気持ちにもなります」と服薬のアドヒ
アランスも好転し、訪問看護の前に自らセットし「薬はセットしておきまし
たよ」と笑顔をみせることもある。

［考察］

　本症例は、認知機能障害の影響を受け、身辺処理活動、金銭管理、服薬管
理などに支障が生じ、さらに精神症状を悪化させるという悪循環に陥ってい
た。そこで個人作業療法、訪問看護のなかで、「認知機能障害に対して認知適
応法を用い、環境を整え日常生活の制限を軽減すること」を狙い、作業手順
の図の提示、服薬カレンダーの利用、金銭出納帳の記入などを採用し支援し

た。その結果、混乱することなく掃除や洗濯を行い、また見通しを立てた金銭管理、服薬の自己管理も可能になるなど認知機能障害の影響を受けることが少なくなりつつある。さらには、そのことが精神症状の影響を軽減させ、生活の安定にも繋がっていると考える。

●認知機能を高めるアプローチ（認知矯正法）を行うことで退院への自信を深めた実践例

[症例概要]

【氏名】C氏

【年齢】40歳代前半

【性別】女性

【診断名】統合失調症

【生活歴・現病歴】（X年：精神科初回受診の年）

- X年、G社に就職する。職場での対人関係に悩み幻覚妄想状態となり、H病院を受診する。
- X＋3年、現夫と結婚し2人の子どもを出産する。その後、家事や子育てが上手くいかずにストレスを抱え、精神症状の悪化によって入退院を繰り返す。

　自宅で家族とともに生活を送っていたが、家事や子育てを上手くこなすことができず、幻覚妄想状態となり、今回の入院に至った。現在は、精神症状は軽快したが、退院後の家事や子育てに対する不安感が強く、自宅で生活を送ることに自信がもてずにいる。特に、料理に関しては、「調理は、工程が多いのでなにからとりかかれば良いかわからない」「どの段階の作業をしているのかわからなくなる」「材料を切る作業に集中してしまい、沸騰していることに気づかず味噌汁がなくなってしまったことがある」など強い不安感を抱いている。加えて、「家事や子育てをしっかりこなさないと、夫や子どもに負担をかけてしまう」「夫や子どもに迷惑をかけ、申し訳ない」など家事や子育てに対する強い役割意識をもっており、このことが、役割を十分に果たすことができていないという自責感を強め、退院への不安を助長している。

[介入の実際]

　個人作業療法を実施した。導入時には、食事を作る課題に対して、「自ら計

画し、状況を把握しながらひとつひとつの工程をこなすことが難しい」「ひとつの作業にとりかかると他の作業のことを忘れてしまう」などの特徴がみられた。介入方法としては、まず、自分でレシピを作成してもらい、作業全体の内容を理解してもらった。そのうえで作成したレシピを手がかりとして、今の工程がどの段階にあり、次に何をすべきであるか判断して取り組むことを繰り返し練習した。また、複数の作業を並行して行う場面では、施行ごとにひとつの作業に集中しすぎないように、他の作業にも注意を向けるように声かけを行った。さらには、作業を振り返りながらフィードバックを行い、望ましい行動や成果については正の強化を与えた。その結果、少しずつ失敗することも減り、レシピの作成、買い物、調理の一連の流れを、自ら計画し実行することができたり、ひとつの作業に集中しすぎることなく、他の作業にも意識を向けながら取り組めたりと認知機能障害の影響を軽減させながら、調理に取り組めるようになってきた。本人からも「まず、レシピを確認し、全体の流れを把握してから取り組めばちゃんとできる」「こういう練習をしていたら、家に帰っても大丈夫そう」と口にするようになった。さらには、外泊中にも調理を行うことで、実際の生活への汎化に繋げられるとともに、家族から良い評価を得る機会にもなっており、退院への自信を深めつつある。

[考察]

　実行機能障害や注意機能障害を中心とした認知機能障害を呈する症例に対し、認知矯正法を用いて「注意機能や実行機能を高め、症例が役割として強く意識する調理作業が上手く遂行できること」に焦点を当て介入した。介入方法としては、①レシピの作成やそれを手がかりとした調理作業の方略の教示、②施行ごとの教示とフィードバックを行いながらの反復練習、③確実な成功体験を積むような援助などを組み合わせながら実施した。その結果、課題達成までの道筋を明確にし、ひとつひとつの工程をじっくり確認しながら調理作業に取り組めるようになってきた。また、過度にひとつの作業に集中しすぎることもなく、適度に注意の分配ができるようになり、作業中の失敗も減ってきた。また、このように、認知機能を高め成功体験を積み重ねることで、調理に対する自信が深まり、退院に対する不安の軽減にも繋がってきていると考える。

2　これまでの生活で形成された心理的傾向に対するアプローチ

●退院の意志のない長期入院患者が活動を通じて自己効力感を高め施設に退院できた実践例

[症例概要]

【氏名】D氏

【年齢】70歳代前半

【性別】男性

【診断名】統合失調症

【生活歴・現病歴】（X年：精神科初回受診の年）

　6人兄弟の次男。病前性格は無口、友人が少なく内向的。高校1年時登校拒否にて中退。親の紹介でA金属に入社、8年ほどはたらき、28歳頃に結婚し女児2名をもうけるが離婚し、単身生活となった。その後B社の配送に3年程従事した後、C工業に入社し翌年「自分を苦しめる人がいる」「腹のなかに白蛇がいる」と二晩暴れる。Eクリニックで薬物療法を受け症状が軽快したため復職を希望したが、会社より療養が必要と言われF病院を受診。病的体験は軽減していたが、幻覚妄想状態が残遺していたため入院となる。

　以後、薬物療法、精神療法、作業療法、生活指導などを実施したが、症状は軽快や悪化を繰り返し動揺していた。病棟内での生活には適応できていたものの、他者への過干渉からトラブルになることが頻発し易怒性や粗暴性も認められた。服薬調整や作業療法、精神保健福祉士の関与もあり次第に症状は落ち着き、退院の希望あり、施設入所が決まり当院を35年目にして退院となった。

[介入の実際]

【入院から作業療法開始まで】（X～X＋14年）

　入院当初は「退院」の希望もあり、離院することもあったが家族の説得と「自分がいると妹が会社を首になる」という幻聴で次第に退院を口にすることもなくなった。閉鎖病棟では何もせず自閉的に過ごし特定の他患とじゃれ合いエスカレートして掴み合いとなることを繰り返していた。また日常的に女性職員に色情的な発言を繰り返していた。障害年金の受給者で無駄遣いは

なかったがお菓子など他患にたかることがあった。しかし病棟内での給茶係
だけは、主体的に行っていた。

【作業療法開始時】（X＋14年）

　作業療法開始時、病棟内での活動であっても積極的なうながしを要し、看
護師の協力を得ても途中で居室に戻ることも頻繁であった。活動に対しては
関心が薄く、受動的で目立たなかった。そのため「農園活動」を開始し、同
病棟の活動性の低いメンバーでゆっくりとした時間の流れのなかで草取りを
したり、耕したり、収穫したり、ときに公共機関を利用しての外出をする機
会を提供した。徐々にことばは少ないが役割のなかでは真面目に行うことが
できるようになってきた。

【作業療法開始から11年目】（X＋25年）

　病棟編成で作業療法室の隣の病棟に移る。そのことによって活動時間外で
も作業療法スタッフとの挨拶など関わりが増え、若い女性作業療法士の積極
的はたらきかけもあり安定して参加ができるようになった。活動において
も、不器用ながらも繰り返し行うことで上達し、褒められる機会が増えてき
た。作業療法士からの誘いもあり、カラオケにてデュエットを歌うこともで
きるようになってきた。しかし自筆でリクエストできない理由を個別に尋ね
ると「字が書けない」と口にした。自分でリクエストできる練習をすること
を勧めると応じ、1か月後のカラオケでは自筆でリクエストし、そのことを
他の作業療法士より褒められると嬉しそうに笑っていた。また外出を週2回
程楽しみ「退院したい」「姉に会いたい」という声も聞かれるようになった。
しかし相変わらず女性スタッフへの色情的言動がみられ他者との自発的交流
はみられない。薬、健康の勉強会などでは関心薄く、感想も表面的であった。

【作業療法開始から15年目〜活動安定期】（X＋29年）

　活動では常に自主的で他患、特に車椅子の患者に対して車椅子を押すなど
サポートをし、活動の準備段階より積極的に動きまわり気配りもできてい
る。活動への参加も真剣で、後片づけも率先して行う。心身ともに安定し
て、競技的な活動の成績も上位となり満足気な表情で楽しんだ。活動に1年
間1日も休まず参加し、皆勤賞を手にすることも増えた。自分の行いが結果
として評価され自信となってきている。そのため「ひとりで外出して、おい
しいものが食べたい」「退院して仕事がしたい」との希望が聞かれるようにな

るが、実現するように具体的に進めようとすると「このままでいい。退院したくない」と答えた。退院前の患者を対象としたグループで病気、金銭管理、社会資源、料理などについて学ぶが一歩を踏み出せない。

【作業療法開始から20年〜活動停滞期・退院】（X＋34年〜X＋35年）

　活動では、くじ配り、得点付け係、後片づけなど率先して役割をとろうとするが、せっかちで他患に対して、指示的、過干渉気味であるため作業療法士からアドバイスを受けるが、しばらくするとまた同じことを繰り返す。病棟内ではさらに「俺は職員だ」と声を荒らげ、興奮し疎まれる存在となる。この時期同病棟の長期入院患者が退院をしたこともあり、「退院したい」と希望し、それに新人の女性精神保健福祉士が素早く応じ、外出訓練（買い物・飲食など）、施設見学などを通じて退院への気持ちを支え、精神障害者に理解のある施設を探し、見学・試験外泊後も引き続き退院を強く希望し退院となる。

［考察］

　D氏は、これまでの生活での多くの失敗体験などに基づき自己や他者に対する否定的な認知を有していた。この認知のあり方を変えるために適切な活動を提供することで、成功体験を積み自信・自己効力感を高めることができた。その結果、活動に主体的に取り組み楽しめるようになった。そのような変化に伴って、一部の職員とは弱音を吐けるまでの信頼関係ができた。

　このような状況の下、同病棟の長期入院患者が退院をしたことを契機に「退院したい」と希望し、それに精神保健福祉士が迅速に応じたことが退院へ繋がったものと考えられる。

3　現在の状況に対する心理的反応に対するアプローチ

●精神病の苦悩と自己葛藤を父親に吐露できたことで日常生活の安定に繋がった実践例

［症例概要］

【氏名】E氏

【年齢】30歳代前半

【性別】男性

【診断名】統合失調症

【生活歴・現病歴】（X年：精神科初回受診の年）

　X−26年、第1子長男として出生したが、兄弟はなくひとりっ子である。両親は、経済的自立ができるまで多忙で、E氏をかまってやれない状況で育てたと言う。X−2年高校卒業後就職するが、職場での疎外感と悪口を言われる幻聴から家庭内暴力が繰り返されるため、X年6月K病院に措置入院となった。3年間の入院後、日常生活の定着をめざしてデイケア通所となり、2年間のデイケア終了後は作業所に通所している。

［介入の実際］

　デイケア開始時のインテーク面接では寡黙で、プログラム説明にも受動的で自ら語ることはなかった。精神科入院中も受動的なプログラム参加であったため、日常生活体験による日常性の復活をデイケアの目的とすることが確認された。そのため、デイケアの集団プログラムは判断や変化の要素がない手順通りで完成する作業活動を基本にしながらも、その前後に「すごろくゲーム」などで喜怒哀楽が自然に表出する時間配分を導入していった。また担当スタッフ別の10人前後の集団活動では、料理の献立て作り、調理、会食でE氏も少しの役割をもつことで疑似家族集団の体験活動を重ねていった。デイケア開始後8か月を経た頃からの家族面接には母親だけでなく父親も参加するようになり、1年を経過した頃の家族面接でE氏が、突然「自分をこんなにしたのは父親だ」と発言したことに一同が動揺する場面が生じた。すぐに主治医が「やっとE君が抑えていた気持ちが表現できたね」と支持したことでE氏の興奮はおさまり、続いて父親からも「気づけなくてすまなかった

ね」とのE氏への心配りがなされ、E氏も苦笑いをしながらも一同が安堵の気持ちになることができた。このときの家族面接を機に、E氏は「自分はスタッフやメンバーに支えられているので、料理も楽しめるようになった」といった発言がポツリと聞けるようになり、担当スタッフ以外のグループ活動場面でもときおりメンバー間で通常の会話が交わせるようになっていった。

　担当スタッフとの個人面接においてE氏は、「なぜ、自分があの家族面接の場面で父親を責める発言をしたのか今でもよくわからない」と述べるようになった。しかし、そのことを深く考え込む様子もなく、家では両親ともにこれまでどおりにE氏に接しているとのことであった。担当スタッフ別の集団活動では相変わらず、献立メニューに変化を加えながら料理活動を継続していた。やがてデイケア開始後2年を経過してデイケアを終了する時期となり、E氏はデイケア終了後は、仲間が通う作業所に行くことを選択した。デイケア通所から作業所への移行を無事に終えた後、E氏は「これまで自分の気持ちを抑えて暮らすことが平和の証と思っていたが、デイケア通所中に父親に暴言を吐いたのに誰も自分をとがめなかった。精神科に入院したのも家で暴れたのが原因だと思っていたので、不思議な気持ちのまま、デイケアを終了した」「作業所に来るようになって、その気持ちのままで大過なく過ごせている」とデイケア卒業生の集いで語ってくれたE氏に、元担当スタッフは、「お父さんに暴言を吐いたのではなく、それまではE君は自分の気持ちを表現するのが苦手だっただけだと思うよ。その証拠に両親は怒っていないし、デイケアでも皆と料理やゲームを一緒に楽しめたのがよかったね」と対応した。作業所に通所するようになって、デイケア通所の目的であった日常生活の回復の兆しを周囲が確認できるようになったことと、仲間との交わりのなかから日常生活に安定感がもてるようになったことで、E氏自身の心理的な葛藤を両親も安心して見守れるようになり、E氏自身がいずれ自分の気持ちを掴めるようになるであろうことが期待できるようになった。

［考察］

　E氏は、自分の家族に対する暴言行為が入院の理由であったのだろうかと悩み生活リズムがつくれなかった。それでも入院中は作業療法に取り組む努力はしてきたが、入院の理由に苦しみ生活意欲が湧かなかった。その後、日常生活を取り戻すためにデイケア通所となったが、当初はE氏自身も入院生

活と変化はないと思っていた。

　デイケア通所後に疑似家族集団でゲームや料理などをするようになり自然
な振る舞いができるようになった。また、作業活動中は喜怒哀楽を感じられ
るようになり、家族面接でE氏が悩んでいたことを発言してしまった。

　現在は、入院前と違う家族や周囲の反応を不思議に思う毎日であるが、こ
れまでのような苦しみはないようである。E氏の精神病となったことの苦し
みと自己の受け入れの葛藤は、入院からデイケア、作業所まで一貫してお
り、その過程でE氏は元来の真面目な性格から堅実に作業活動に取り組み、
仲間体験および家族との新たな関わりを通して、自分の気持ち（喜怒哀楽）
を自然に出せるようになったと考えられる。

●自己の内面を表出することで精神的安定を得て就労継続支援Ａ型施設へ通えるようになった実践例

[症例概要]

【氏名】F氏

【年齢】20歳代後半

【性別】女性

【診断名】解離性障害

【生活歴・現病歴】（X年：作業療法を開始した年）

　3人きょうだいの第1子、長女である。中学時代から専門学校卒業までいじ
めを受け、頭痛や腹痛などを訴えながらも通学は続けた。専門学校卒業後、
一時就職したが職場になじめず退職となった。その頃より足に力が入らな
い、声が出ないなどの運動障害とともに、足がしびれるなどの感覚障害を訴
えるようになった。A精神科病院を受診し、外来治療を受けたが症状の改善
が思わしくなく、X年B精神科病院を受診し、外来での治療を受けることに
なった。B病院受診時は、足に力が入らず杖を使用しており、声が出にくい、
食欲がない、腹痛がする、食べたものを吐いてしまうなどの訴えが頻繁で
あった。B病院での外来治療開始とともに作業療法も開始された。治療開始6
か月経過した時点で、尿閉をきっかけに入院治療を行うことになった。入院
中には運動障害、感覚障害に併せて、看護詰め所の前でけいれん発作を起こ
すこともあった。

［介入の実際］

　作業療法は週1回の頻度で、F氏のさまざまな思いを傾聴し支持的に接するとともに非言語的な活動で感情を表出することを主な目的として実施した。

　作業療法では、さまざまな身体的な症状を否定することなく、面接でF氏の思いを傾聴し支持的に対応するとともにマガジン・ピクチャー・コラージュを用いて感情の表出、欲求の充足を図った。

　作業療法開始時は、身体的な症状、これまで受けた治療での苦労、親に対する不満、学生時代にいじめを受け自殺したいと思ったことなど、不快な感情を伴う内容の話がほとんどであった。一方、マガジン・ピクチャー・コラージュでは、好きなアイドル、食べてみたいスイーツ、見てみたい景色など自分の欲求を満たす内容の作品を作り、嬉しそうに作品に対する感想を述べた。

　X＋1年、運動障害や感覚障害は軽減し、自立をめざしてグループホームに移った。グループホームに移った後も外来作業療法は継続し、同時にデイケアにも通うようになった。グループホームでの生活については、「生活は自由で充実している。体の調子も、まあいいかな」と話し、マガジン・ピクチャー・コラージュでは「今を楽しく生活していきたいなあ」と題した作品を作った。

　デイケアでは、苦手にしていた他者との話もあまり苦痛なく行えるようになり、作業療法でも「アパートに住んで自立したい」など将来への希望を含む内容が多くなった。マガジン・ピクチャー・コラージュは、内容も豊かになり、「〜に行ってみたい。〜ちゃんのように可愛くなりたい」など自立後の楽しみをテーマとしたものが多くなった。ときに睡眠障害や吐き気、食欲不振などを訴えたが、運動障害や感覚障害の症状はほぼみられなくなった。病院の運動会に参加して、パン食い競争に出るなどという身体症状の消退と身体機能の回復を確信させるエピソードもあった。

　その後も、ときに食欲不振など症状のわずかな再燃もみられたが、X＋5年には就労継続支援A型施設へ通うことになり、作業療法を終了した。終了時には、「アパートでひとりで暮らしていく自信はあります。食器などをそろえるのが楽しみ」などと話した。

［考察］

　学校でのいじめや家族との葛藤などについての話を傾聴し、支持的に接するとともにマガジン・ピクチャー・コラージュを用いた感情表出と欲求充足の機会を提供した。同時にデイケアでは、苦手としていた他者との交流も気軽にできるようになった。このような体験の積み重ねによって運動障害や感覚障害はほとんど消退した。

　話の話題も過去の苦痛を主としたものから、将来に対する希望に満ちたものに変わっていった。作業療法は、カタルシスを得るとともに依存欲求を満たす機会になったと考えられる。

4　生活技能の未習得あるいは喪失に対するアプローチ

●退院支援グループで生活技能へのアプローチを行い、グループホームへの退院に繋がった実践例

［症例概要］

【氏名】G氏

【年齢】30歳代後半

【性別】男性

【診断名】統合失調症

【生活歴・現病歴】（X年：精神科初回受診の年）

　X－17年、第1子長男として出生する。ひとりっ子。元来おとなしい性格で小学校までは特に問題なし。中学校に入り、いじめを契機に不登校になった。定時制高校に進学し、徐々に無為自閉状態になり疎通性が悪化。X年に精神科初診しA病院に入院。以後A病院に計3回入退院を繰り返す。その後、デイケアや作業所に通所していたが、症状が再燃し、不眠、被害妄想などが出現。X＋8年2月、公共交通機関に無賃乗車しようとして警察に保護され、B病院受診となり、同日医療保護入院となった（B病院入院1回目）。約5か月間入院し、自宅へ退院。半年後不眠と妄想が出現し、X＋9年1月B病院に2回目の入院。約1年4か月間入院をし、自宅へ退院。外来でフォローしていたが、服薬が不規則となり、妄想が活発化し、ADLも低下。加えて母親の過干渉により関係が不安定となり、X＋13年9月外来を受診した。症例本人が入院に同意したため、同日任意入院となった（B病院入院3回目）。

　現在、精神科療養病棟に3年目の長期入院中。病棟では毎日作業療法を実施しているが、モチベーションは低く、仕方なさそうに参加したり、ふざけた態度をとったりすることが多い。強固な妄想があり、心理教育プログラムに2クール参加したが病識は低い。G氏は自宅への退院を希望しているが、母親が入院前の本人の病状を思い出して怖がり、受け入れ不良。そのため入院が長期化している。現在、G氏の金銭や薬の管理は病棟職員が行っている。また、10代の発症で、今まで母親とともに生活しひとり暮らしの経験もないことから、生活技能は低いと予想された。入院が長期化していることに

対して「家に帰りたいけど、母ちゃんがダメって言う」と話し、自分自身の問題点への気づきは乏しい。

[介入の実際]

　退院9か月前、母親と主治医ら病院スタッフで面談。病院側から母親へ、本人が退院を希望していること、スタッフから見ても病状が安定し、退院に向けて取り組んでいきたいことを伝える。母親は月1回の家族教室に継続して参加するうちに気持ちが安定し、自宅だけが退院先ではなく、社会資源として病院関連施設のグループホームがあることなどを学んでいった。このような下地もあり、母親は同居は難しいがグループホームへの退院なら良いと退院を認めてくれた。本人にその旨を伝えると、グループホームへの退院に納得したため、その後退院へのアプローチが本格化した。薬の自己管理や整容は病棟看護師が担当し、自立できるよう練習を始めた。

　作業療法では、病棟での集団作業療法や手工芸などの他、小グループの退院支援グループや心理教育グループに導入した。今回は、退院支援グループについて報告する。

〈退院支援グループ〉

概要

　退院支援グループは、退院や生活技能の獲得を目標としている患者を対象としたグループ。3～5人の少人数で行われているクローズドグループである。実施期間や内容は、構成メンバーにより臨機応変に変えている。症例が入ったグループは男性メンバー3名で、週に1回の頻度で実施。計8回のプログラムを実施した。

内容

　プログラムの主な内容は、食事、部屋の掃除や整理整頓、ごみの分別などについて技能の獲得を目的としたものである。

　食事は、「バランスの良い食事を知ろう（講義）」「ご飯を炊いて冷凍してみよう（講義と実習～冷凍保存方法を学ぶ）」「冷凍ご飯を使って料理してみよう（調理実習）」「すぐに食べられる生野菜をアレンジしてみよう（講義と調理実習）」「電子レンジを活用してみよう（調理実習）」「レトルト食品を活用してみよう（調理実習）」「簡単料理を作ってみよう（調理実習）」の7つのテーマで実施した。

料理は、頑張って一汁三菜の食事は作らなくてよい、レトルト食品やインスタント食品などの市販の便利なものを上手く利用する、できる範囲で行う、を基本的な方針とし、料理に対するハードルを下げ、男性患者でも取り組みやすいようにしている。また、病院やグループホームから最寄りのスーパーで購入可能な品を使用している。

　掃除などは、「整理整頓と掃除、ごみの分別について学ぼう（講義と実技）」を行った。

経過

　作業療法士から退院支援グループへ参加を勧めたが、「面倒くさい」という理由で初めは参加を拒否した。しかし、数日後、病棟師長から退院後のためになるとの話をしてもらい、「それなら行きます」と了解が得られ、グループ参加となった。

　講義は、きちんと聞いていることが多く、意外にも意欲がうかがえる。しかし、調理実習は、米研ぎ、炊飯、冷凍、包丁で野菜や肉を切る、フライパンで炒めるなどの作業の多くで恐る恐る取り組み、手際の悪さがみられた。特に、包丁を使うことや、火を使うことに苦手意識が強かった。また、電子レンジの使用は、他の作業よりは馴染みがあったが、今まで温めや解凍に必要な時間がよくわからず、今回学べた様子。後片づけでは、食器についた洗剤を適当に流し、中途半端に終えることがあった。経験を重ねることで、少しずつ逃げ腰の姿勢から、慎重でありながらも前向きに料理に取り組む姿勢に変化してきた。7回目の調理実習では焼きそばを作ったが、ひとりで作ることができ、達成感が得られた様子。後片づけも丁寧に食器を洗っていた。

〈グループホーム体験入居時の退院前訪問指導〉

　2泊3日のグループホームへの体験入居を2回行う。作業療法士と受け持ち看護師の2名で退院前訪問指導をし、生活状況を確認した。1回目の体験では環境の変化に不安が出て自炊どころではなかったようで、弁当を購入。なんとか体験入居やデイケア通所、服薬ができたことを今回の成果とみなした。2回目では、前回よりは落ち着きがあり、環境の変化に慣れ、1度だけであったが自炊できた。

　看護師の指導で服薬の自己管理もできるようになり、2週間後、グループホームへ退院。緊張しながらも「お世話になりました」とスタッフに丁寧な

挨拶をして退院した。

　退院後は、髪や爪が伸びているなどの不潔さがみられたり、食事は弁当購入や外食が主な様子であるが、再発することなく、グループホームでの生活を送ることができている。

[**考察**]

　統合失調症患者の多くは、社会生活で必要となる生活技能の習得を前にした思春期に発症することが多く、本症例も10代後半で統合失調症を発症し、精神科病院への入退院を繰り返した。加えて母親はひとり息子であるため、可愛さのあまり世話をやくことが多かった。このような背景から必要な生活技能が習得できず、症例の生活技能のレベルは低かったと考えられる。

　今回、作業療法では退院支援グループで料理を中心に生活技能の向上を図った。これは、生活技能の未習得に対して、実際の体験や他者の行動を見て学ぶモデリングなどによって必要な生活技能の習得をめざしたものである。

　症例は、今まで料理の経験がほとんどなかったため、包丁や火を使うことにとまどいが大きかったが、退院支援グループにおいて、講義で知識を得、調理実習で作ってみることで少しずつ料理することに慣れ、自信をつけていった。野田ら[51]は、調理方法を覚えること自体よりむしろ、料理が簡単にできると理解できたことによる「自信」が、結果的にはより社会復帰に繋がったことがわかったと述べている。実際症例も、レシピを身につけ自炊ができるようになったわけではなく、今も弁当や外食で生活しているようであるが、それでも、退院支援グループでの経験が「なんとかなる」というひとり暮らしへの自信に繋がったと考える。

　食べることは生きることである。ひとり暮らしに挑戦する患者にとって、どのように日々の食事の用意をするかはとても重要なことであり、見守る親やスタッフにとっても気になる事柄のひとつである。今、スーパーやコンビニで弁当や総菜、インスタント食品を購入したり、外食したりすれば、自炊しなくても生きていける世のなかである。それら便利な物を上手に活用しながら、食事の用意をしていく方法を伝えていくことは、作業療法の重要な役割のひとつである。

5 知識・情報の不足に対するアプローチ

●病気に対する知識と服薬に対する意義の獲得を目的とした作業療法を行い服薬の安定に繋がった実践例

［症例概要］

【氏名】H氏

【年齢】30歳代前半

【性別】男性

【診断名】統合失調症

【生活歴・現病歴】（X年：精神科初回受診の年）

　X−24年、第2子長男として生まれる。両親と姉の4人家族である。姉は結婚しており、H氏と両親、姉は別々に暮らしている。小さいときから賢く、素直かつ几帳面な性格で近所の人たちからも可愛がられていた。成績も優秀であった。

　X年、国立大学卒業後、実家から離れて大手総合商社本社に勤務するが、職場内での人間関係に悩むようになり、加えて仕事の成績不振と重なり、不眠を訴えるようになる。その後、意味不明な言動の出現とともに仕事を無断欠勤し、自宅にひきこもるようになったため、両親が実家に連れ帰る。両親のもとで休養するが、ひきこもりはますますひどくなり、食事をとらないこともたびたびあったため、両親とともに精神科病院を受診し、統合失調症と診断され入院となった。入院後1か月程度で症状軽快し、3か月過ぎた頃から週5回の作業療法への参加や、近隣への外出が可能になり、6か月の入院期間を経て、実家に退院する。退院後、復職をめざすものの、状態が安定せず、復職を断念し退職する。実家がある県の別な市でアパートを借り、障害年金とアルバイトでなんとか生計を立てていた。その後、8回入院治療を受けているが、いずれも断薬による精神状態悪化によるものであり、入院後は短期間で病状が改善し3か月程度の入院期間であった。

　X+8年、これまでと同様に退院直後から処方された薬をほとんど服薬せず、退院後1か月ほどで再燃した。病院受診はせず、3か月程過ぎた頃よりアパートの自室で意味不明な言動とともに大騒ぎをした。近隣の住民から警察

に通報があり保護され、医療保護入院となった。入院後1か月程度で症状軽減したが、幻聴と妄想が残存しているものと思われ、ときどき、独言や空笑がみられる。度重なる再発により、両親は退院に対して慎重であり、入院後1年が経過しているが退院の見通しは立っていない。

現在の状況は、病院の日課に合わせて、起床から就寝まで何も問題なく療養生活が行えている。症状についても出現している様子はなく、薬は処方されたとおりに服用しているが自己管理はできず、そのつど受け取っている。週5回の作業療法を中心に、心理面接や病棟レクリエーションなど、ほぼすべてに参加して、退院に向けて準備を進めている。他の患者とトラブルを起こすことはないが、特に仲の良い患者がいるわけでもなく、他の入院患者とのコミュニケーションは少ない。

精神状態のみであれば良好な状態で、かつ日常生活に関する基本的なことは自立して行えるため退院後の生活も可能であると思われる。ただし自分の病気、特に症状に関しては違和感があるものの、認識はなく、服薬の自己管理に関してほとんど理解を示さない。

[介入の実際]

作業療法は今回の入院直後に開始された。症状が軽快した後、担当の作業療法士が病気と服薬について尋ねたところ、「精神科の病院に何回か入院しているが、毎回、眠れないために入院しており、精神の病とは思っていない。また主治医からは統合失調症と言われているが、どのようなことが統合失調症なのか詳しく話を聞いたことがないのでわからない。入院して間もない頃は薬を飲むことで良く眠れるので自ら飲んでいた。眠れるようになれば薬を飲む必要はない。薬を飲むと体がだるくて重くなるような気がするし、なぜ薬を飲まないといけないのかわからない。入院中は（薬を）飲んだかどうかを毎回、職員に確認され、飲んでいないと注意されるから、仕方なく飲んでいるが、退院した後は飲む必要はないと思っている」と、答えた。

作業療法のプログラムのなかで精神医学に関する簡単なテキストや統合失調症についてのパンフレットなどを用いて疾病の理解と服薬アドヒアランス（自発的に薬を服用すること）の向上のための疾病教育をマンツーマンで行うが、興味を示さず、結果として改善がみられないためにグループによる心理教育を行った。心理教育とは心理面への配慮をなされたなかで、正しい知識

や情報を獲得し、病気や障害によってもたらされるいろいろな問題や困難に対する対処方法を習得することで主体的な生活ができるように援助する技法である。具体的には、①病気と症状の理解、②薬の役割について、③薬の副作用について、④再発を防ぐためには、のセッションのテーマを設定して1クールを編成し、2回実施した。1クールあたりのメンバーは8〜10名で、看護師、臨床心理士と作業療法士を中心に、医師、薬剤師で行った。評価には疾病・薬物知識度調査（KIDI）[52]と服薬に対する構えの調査（DAI-10）[53]を使用した。

　1クール目の心理教育には作業療法士の勧めに応じる形で、受動的に参加した。「①病気と症状の理解」のセッションでは自分の症状については「眠れないこと」であり、不眠だと述べるが、他のメンバーが陽性症状、特に幻聴についての見分け方について「不思議な声が聞こえたら、周りの人の唇をみて、声と唇の動きがあっていれば本当の声、唇が動いていないときは幻聴と判断するようにしている」と述べると、H氏は「ハッ」とした様子で、不思議な声の経験があったことを述べた。そのときは症状としての自覚はないものの、入院前の幻聴や妄想について認識するような発言がみられた。1クール終了時、開始前と比較するとKIDIの得点が上昇したが、DAI-10はほとんど変化がなかった。全体としては治療によって症状が変化することを明確に認識するには至らず、薬を自ら飲む気にならないという気持ちは変わることなく、服薬の自己管理ができる状況にはなかった。

　2クール目は前回終了後、6か月後に行った。症状については1クール目と比較すると自覚していることがうかがわれて、不眠以外にも幻聴や妄想についての体験をメンバーに話すようになった。また調子が悪いときは何もしたくない気持ちが強く、食事も食べないときがあることを自ら述べる。また「②薬の役割」についてのセッションで精神障害者ピアサポート専門員（ピアサポーター）が、退院後の自身の病気の管理について、外来受診時、医師に確認し、自分の生活スタイルに合うように薬を処方してもらうことを希望することで積極的に治療に関わり、さらに食事を済ませたらすぐに服薬することで9年間も再発していないことを話すと、治療に参加することと服薬の大切さについてかなりの関心を示していた。

　KIDIは高い得点を維持し、DAI-10も大幅に変化し、症状の変化を認識でき

るようになり、服薬に対して前向きな態度に変化した。その後、段階を経て薬の自己管理を行い、2週間分の服薬の自己管理ができている。

［考察］

　H氏の場合、マンツーマンで行った疾病教育については、病気を自分のことと認識することができず、ほぼ効果は得られなかった。

　心理教育では1クール目に集団に参加するなかで他のメンバーの体験を聞き、奇妙な体験は自分ひとりのものではないという「普遍性」[50]を経験することで、自分の不思議な体験が症状として自覚できるように変化したと考えられる。

　しかし1回目の心理教育では病気を理解することにとどまり、治療に対する積極性や良い状態を維持するためのポジティブな考えを獲得するには至らなかった。1クール終了後、病気の状態が良いときと悪いときの変化を認識でき、症状について自覚が定着してきたため、長い時間を置かずに実体験のあるピアサポーターをメンバーに加え、2クール目を行った。

　2クール目では積極的に治療に参加し、服薬を自律的に行って寛解状態を維持しているピアサポーターの話を聞くことで、退院後の治療や服薬についての対処方法などに展望を見出すことができたものと考えている。

　筆者は心理教育を実践するなかで、その影響は一定期間にとどまることを経験的に感じている。したがって寛解状態を維持できるレベルの服薬アドヒアランスを保つためには定期的な振り返りやフォローアップが必要であると考えている。

6 環境の未整備に対するアプローチ

●さまざまな社会資源の利用を通じて症状の安定および家族関係の改善に繋がった実践例

［症例概要］

【氏名】I氏

【年齢】40歳代

【性別】男性

【診断名】統合失調症

【経済状況】本人の障害年金と母の老齢年金にて生活

【生活歴・現病歴】（X年：精神科初回受診の年）

　X−23年、第2子長男として出生。姉は結婚し遠方に在住。中学生の頃から不眠、不安感が出現。X−1年に大学を卒業し就職したが「職場でいじめられる」と同年退社。以降はアルバイトなどをしていた。X年、バイト中に被害関係妄想や幻聴が出現して、K病院を受診し初回入院。退院後は、自宅にて母と二人暮らしであり、一日中一緒にいるということで何かと衝突することが多く、喧嘩になってしまうことがしばしばあった。主治医からは母との距離をとるために、日中は精神科デイケアを利用することを勧められたがI氏は拒否。母との衝突がストレスとなり状態悪化することもあった。その後、数回の入退院を繰り返した。

　K病院に入院中は、状態悪化時は被害妄想からくる攻撃性、強迫的な確認行為（気になることを何度も繰り返し尋ねる、など）が出現していた。また、環境の変化に極端に反応し動揺してしまうという性質もある。

　入院加療を経て症状的には安定してきたものの、退院後に自宅に戻り母と二人きりでの生活が再び始まると、母との衝突、さらにはそれがストレスとなっての症状の再燃が懸念された。

　本人は、「退院してからの住居は自宅しか考えられない。母といつも喧嘩になってしまうが、できることなら喧嘩をせずに暮らしたい。自宅と病院しか行き場がないので、他に行く場所があればとも思うが、知らない場所に飛び込んで行くのは抵抗がある。母からは仕事をするように言われるがはたら

ける自信がない」と話した。自宅では、服薬に関しては自己管理のみで母は特に関わっておらず、飲み忘れることが多々あった。

　母親は、「いつも喧嘩になることが多いが、息子を可愛くは思っている。ただ状態不良時の息子の言動に対しての対応がわからない。しつこく確認行為をされるとイライラしてしまい、つい怒鳴ってしまう。服薬については、私はわからないので本人に任せている。今は二人の年金で生活をしているが、私が死んだ後は本人の障害年金だけでは生活できないだろう」と言う。「自活するためにはたらけといつも言っているが、それが本人の負担になっているかもしれない。しかし将来の経済問題は心配だ」とも話した。

［介入の実際（入院中〜退院後）］

〈デイケアに対する抵抗感を減らし、デイケアへの通所をうながす〉

　入院中に個人作業療法として病院周辺の散歩を取り入れる。その道中でデイケアの建物の近くを通り、デイケアの紹介をしたり、気楽な形での見学に誘う。複数回繰り返すうちに抵抗感は薄れていったようであった。

　さらに入院中にプレ・デイケア（通所に向けた試行的なデイケア利用）を開始し、デイケアで実施しているプログラムに体験参加をする。軽スポーツやフリートーキングを媒介とした集団作業療法を通じて、気の合う仲間との出会いがあり、デイケアがI氏の居場所として安心できる空間になっていった。入院中に体験をしていたこともあって、退院後はスムーズにデイケアへの通所に繋げることができた。

〈親子間の関係調整〉

　退院後、I氏と母の了承を得て、自宅への訪問看護を週1回実施することとした。スタッフ2名で訪問し、1名はI氏の対応を行い、もう1名は母の話を傾聴しその気持ちを受け止める役割を担当した。母によると、I氏の言動にイライラしてしまい、つい怒鳴ってしまうと対応に苦慮している様子であった。I氏はストレスが募ると被害妄想による攻撃性や強迫的な確認行為が出現するため、一連のI氏の言動は疾患の特性からくるものであることをスタッフが説明した。

〈服薬管理のサポート〉

　訪問看護時に、看護師が服薬カレンダーを用いて曜日ごとにセットし、視覚的にわかりやすくすることで飲み忘れを防ぐようサポートした。同時に母

には服薬の重要性を説き、I氏の服薬に配慮するよう依頼した。

〈経済的不安に対するはたらきかけ〉

　母は自分が亡くなった後のI氏の経済状況について不安を抱いており、仕事をして自活をさせないといけないと思って、はたらけと日々叱責をしていた。それがI氏のストレスとなり、ひいては状態の悪化に繋がっているようだった。

　あるとき、訪問看護に精神保健福祉士が同行し、単身生活をしている精神障害者で生活保護を受給しながら暮らしている人が多数いることを説明した。しかし話を聞くだけではなかなかイメージが湧かないようで、不安はぬぐいきれなかった。

〈病院で実施している「家族会」への参加をうながす〉

　さらなるアプローチとして、K病院にて実施している家族向けの集まりである「家族会」への参加を母に勧めた。家族会では「心理教育を通じての疾病の特性や服薬の重要性の理解」、「ロールプレイによる患者への対応の仕方の練習」「他の家族との懇談」などを体験。I氏の一連の言動は症状からくるものだという認識を深めると同時に家族としての対応の仕方も学び、さらには同じ悩みを抱えているのは自分ひとりではないのだと思えるようになった。

　また、他の家族との交流を通じて、精神障害者が生活保護を受給しながら単身生活をするという選択肢があり、実際にそうしている障害者が多数いるということを実感することもでき、母の抱いていた不安の軽減に繋がった。

[終わりに]

　現在、I氏はデイケアに安定して通所できるようになり、仲間づくりや自宅以外の地域社会での居場所の確保ができた。服薬についても訪問看護でのフォローを通じて、飲み忘れが減少し規則的な服薬ができるようになった。母が懸念していたI氏の将来の経済的不安も家族会での体験を通じて軽減していき、息子への対応も家族会での学びを活かすことで衝突することが減ったとのことであった。母親との関係の改善、障害年金制度の活用、デイケアの利用など本人と環境との関係を整えることで、I氏はこれまでのところ状態の悪化もなく、自宅での生活を継続している。

第7章

地域での生活を支える

1 精神医療福祉の歩み

2 リカバリーとエンパワメント

3 ICFとMTDLP

4 IPW(専門職連携)

5 医療と福祉

6 家族支援

精神障害者の地域での生活を支えるには、継続的な医療とリハビリテーション、福祉の提供が必要である。また、家族の自助グループである家族会も重要な役割を果たしている。この章では、まずわが国の精神医療福祉の歩みの概略を精神障害者に関する法律の変遷にそって述べる。次に、地域でのより良い生活を可能にするために必要な考え方であるリカバリーとエンパワメントについて説明し、さらに地域での生活を支える医療と福祉の制度や実践方法について解説する。最後に、自助活動としての家族会と家族に対する支援の必要性について述べる。作業療法士は、医療の領域にとどまらず、精神障害者の地域での生活を支える役割を果たすことが期待されている。

1 精神医療福祉の歩み

　わが国における最初の精神障害者の保護に関する法律は、明治33年（1900年）に制定された精神病者監護法である。この法律は、精神障害者を病院や私宅に監置するために必要な手続きなどを定めたものであり、四親等以内の親族を監護義務者とし、監置に必要な手続きの窓口は警察署であった。この法律によって精神障害者を許可なしに監置することが禁じられたが、一方では一定の手続きを踏めば正式に私宅に監置できることになった。当時、監置できる病院はわずかであり、多くの精神障害者が私宅に監置された。この法律のもとでは、ほとんどの精神障害者は医療の対象とはされず、きわめて悲惨な状況に置かれた。

　大正8年（1919年）、多くの精神障害者が医療の枠の外にあるという状況を解消するために精神病院法が制定され、道府県に公立精神病院の設置をうながした。この法律は、精神病に対する公共の責任を初めて明らかにするものであったが、予算不足のために公立精神病院の建設は遅々として進まず、8つの病院の設置にとどまった。そのため多くの精神障害者は、私宅監置の状態のままに置かれることになった。

　第二次世界大戦後、昭和25年（1950年）に精神衛生法が制定された。この法律の大きな目的は精神障害者に対して、医療と保護の機会を提供することであった。昭和15年（1940年）には約25,000床あった精神科病床数は、

戦火による焼失などで終戦時には全国で約4,000床にまで減少していたが、本法律のもとで精神病床数は急激に増加し、後に述べる精神保健法制定後の平成5年（1993年）には、約363,000床に達することになった。この病床数は先進国のなかではきわめて高い数値であり、また同時に入院が長期化した。発病以来、数十年入院を続けている精神障害者も稀ではなかった。

このような状況のもと、昭和59年（1984年）に起きた無資格者の診察や職員の暴行により患者が死亡したとされる宇都宮病院事件などを契機として、精神衛生法の改正が進められることになった。昭和62年（1987年）には、精神障害者の人権に配慮した適正な医療および保護の確保と社会復帰促進を図るという観点から精神保健法が制定された。その後、昭和45年（1970年）に施行された心身障害者対策基本法においては障害者の範疇に含まれなかった精神障害者が、平成5年（1993年）に名称変更された障害者基本法により身体障害者や知的障害者とともに福祉施策の対象として明記された。このことに伴い精神障害者の福祉施策の充実が求められるようになり、平成7年（1995年）に精神保健法は精神保健福祉法（精神保健及び精神障害者福祉に関する法律）へと改正された。

平成16年（2004年）には、厚生労働省精神保健福祉対策本部より精神保健医療福祉の改革ビジョンが示され、「入院医療中心から地域生活中心へ」という基本方策を進めるための目標が定められた。また平成17年（2005年）には、障害者施策を抜本的に改革するために障害者自立支援法が定められ、障害の種別（身体障害、知的障害、精神障害）にかかわらず共通の福祉サービスを共通の制度により提供するなどの改革が行われた。さらに、平成24年（2012年）、障害者自立支援法は、共生社会の実現を基本理念とする障害者総合支援法（障害者の日常生活及び社会生活を総合的に支援するための法律）へと改正された。以上のような変遷を経て、精神障害者の生活を地域で支えるための方策が進められつつある。

2 リカバリーと エンパワメント

　近年、これまで医師をはじめとする専門家を中心に展開されてきた精神障害リハビリテーションの実践に精神障害者当事者が参画することの意義が指摘されている。それに伴い、リハビリテーションの目標も疾病の回復にこだわらず、対象者のより良い人生の実現をめざすことが重要視されるようになった。それらは「リカバリー」ということばで言い表され、これからの精神障害リハビリテーションはリカバリー志向のもとに展開されることが期待されている。ここではリカバリーの意味と関連する概念について説明する。

1 リカバリーとは

　リカバリー（recovery）とは回復、修復などと訳され、精神障害リハビリテーションの領域では2つの意味で用いられてきた。ひとつは医療モデルに基づく伝統的な精神医療の場で用いられてきた概念である。クレペリンによる精神症状の体系的分類を起源にもつ伝統的な精神医療では、精神障害者が体験するさまざまな幻覚や妄想は脳の機能不全に起因する異常な反応（＝症状）であると理解されてきた。したがって、症状を除去することが治療であり、症状が認められないことが回復した状態であるとするとらえ方が一般的であった。そのため、精神障害からの回復には医師をはじめとする専門家の客観的な診断と治療が必要であり、意思の主体である自我が障害される精神障害者当事者の語りや自己決定は意味がないものとされ、尊重されることはなかった。

　それに対して、1960～1970年代の米国の地域精神保健活動の実践から生まれたもうひとつのリカバリー概念が近年注目されている。これは、精神障害をもつ人がこれまでの価値観や態度、役割、目的などを変化させ、精神障害によって失われた自らの主体性、自尊心、役割、人生を取り戻すことを意味する概念である。リカバリーでは対象者の主体性が尊重され、対象者自身が「自分には選択肢がある」という信念を再獲得することに価値が置かれ

る。リカバリーは、精神疾患の回復を直接の目標としない点、対象者の希望や人生への満足感が重視される点、専門家主導ではなく精神障害をもつ当事者によって実践される点で従来の医療モデルによる回復概念と対比される。近年では1999年の米国公衆衛生総監による精神保健報告においてリカバリー志向の精神保健ケアの必要性が提言されるなど、精神保健領域一般の最大のキーワードとなっている。

2 体験としての精神障害

　精神障害者にとって精神障害とは治療の対象であるとともに、日々の生活や人生に影響を及ぼす主観的な体験でもあるという2つの意味合いをもっている。リカバリーは精神疾患から回復した当事者の手記からその概念が生まれたことからもわかるように、従来の伝統的な精神医療が価値を置かなかった精神障害者自身の主観的体験や語りを重視している。では、精神障害者にとって精神疾患を発症するという体験はどのようなものとして認識されているのであろうか。

　統合失調症をもつ心理学者であるディーガン（Deegan, PE)[54]は精神障害者の自己認識の変化を自身の体験をもとに考察している。それによると、それまで自分と他者とで一致していた自己認識が精神疾患の診断によって乖離し、他者は彼女の言動すべてを精神病理学のレンズを通して症状と解釈するようになったと述べている。また、医師をはじめとする専門家にとっての関心は彼女の精神疾患に対処することに限定され、そうした専門家の見方が彼女自身に内在化され「内なるスティグマ」を生み出したと指摘している。このように、精神疾患を発症するという体験は、さまざまな属性と可能性をもつ個人の人間性が否定され精神障害者というネガティブな属性に単純化されることであり、そうした他者の否定的な精神障害者観が精神障害者自身にとりこまれ、未来への希望や自尊心を喪失していく体験であることが理解できる。

　加えて、精神障害者を取り巻く医療環境の影響についても考慮すべきであろう。わが国の精神医療政策は昭和25年（1950年）の精神衛生法を根拠法として民間の精神科病院への入院治療を基本に進められてきたが、戦後の医

師・看護師不足への配慮から、精神病床においては一般科で規定する人員数に満たなくても開設できるという医療法の「精神科特例」を認めていた。そのため、わが国の精神医療は精神障害者の収容・管理的な要素が強いものとなり、社会復帰を促進し地域での生活を継続するために必要な資源の整備は、昭和62年（1987年）の精神保健法への改正に至るまでほとんど進まなかった。その結果、精神障害者は20年から30年もの長い時間を病院という閉ざされた空間で、自らの意思表明や自己決定権を奪われた状態で過ごさざるを得ないというわが国特有の問題を生み出した。そうした体験が精神障害者自身の自己価値や自尊心を貶め「内なる偏見」を生み出し、健全な力を奪っていったことは容易に想像できる。

3 リカバリーの実践

　リカバリーの実践は専門家主導ではなく精神障害をもつ当事者自身によって進められる。以下に精神障害者のリカバリーを促進するために考慮されるべき概念について述べる。

(1) エンパワメント (enpowerment)

　精神障害者は彼らが置かれた閉鎖的で受動的な環境によって「内なる偏見」を抱え、人生の決定を行うための健全な力を奪われた人々であると言える。そうした人々が生活の主体者として自己決定能力を取り戻し、意思を主張し、生きていく力を促進する過程をエンパワメントと呼ぶ。エンパワメントは直訳すると「力づけ」といった意味になるが、これは専門家の訓練・教育によって、失われた能力の再獲得をめざす狭義のリハビリテーションの概念とは明確に区別される。エンパワメントは、社会から抑圧されパワーレス状態にある人々が自らの意思でより良い人生を選択し決定する主体としての力を取り戻す過程を意味する概念であり、当事者が同じ障害や悩みをもつ仲間達の存在に力づけられ、社会から人生の選択権を与えられることを重視している。リカバリーの実践は精神障害者をエンパワーするものでなければならない。

（2）ストレングス・モデル（strength model）

　それまでの伝統的な精神医療では、精神障害者が抱える症状や欠陥（＝ウィークネス）に焦点が置かれ、専門家による治療や訓練を通してその改善を図ることが重視されてきた。しかし、そうした専門家主導のサービスは精神障害者の無力感を強化する危険性を含んでいる。ストレングス・モデル[55]では、すべての人は目標や才能や自信を有し、すべての環境には資源や人材や機会が内在しているととらえ、個人と環境がもつ強みが重視される。リカバリーの実践はストレングス・モデルに基づいて展開され、対象者が精神障害という理由であきらめていた願望に耳を傾けることから開始される。そして対象者がもつ才能や技能、環境がもつストレングスが明らかにされ、それらは対象者の願望を実現するための資源として積極的に活用される。そうした関わりは対象者に人生の希望をもたらし、価値ある人生を取り戻すための第一歩となる。ストレングス・モデルに基づくリカバリーの実践は、「意味ある作業」を通して人がより良く生きることを支援する作業療法の考え方と共通する点が多い。

（3）仲間の存在と体験の語り

　伝統的な精神医療の場では、精神障害者が語る不可解な体験は専門家によって幻覚や妄想といった精神症状としてラベリングされる。幻覚や妄想は、本人にとってはまぎれもないリアルな現実でありながら、そうした体験を専門家の前で語ることは症状を強化する危険があるとしてタブー視されてきた。言い換えれば、精神障害者は病気の発症によって自らが陥った危機を自分のことばで表現する機会を失っていたのである。こうした専門家主導の実践は、精神障害者が経験するさまざまな問題を彼らの人格から切り離し、客観的な診断と治療を行うことを可能にした反面、当事者を患者としての役割に固定化し、自分の問題を自分で考える機会を奪っていたともとることができる。

　これに対し、リカバリーの実践では、精神障害をもつ者同士が集い、自身の体験を語ることが推奨される。その理由は精神障害をもつ者が有するユニークな体験にリカバリーを促進するヒントが備わっており、精神障害という共通の苦悩を抱える仲間との「語り」によってそれまで気づかなかった新

たな自己との出会いや可能性が発見されるとする考えに基づいている。

　北海道浦河町にある「べてるの家」で試みられているユニークな実践は、それまで専門家主導で行われてきた精神医療に、精神障害者当事者がもつ可能性を投げかけた点で画期的なものであった[56]。「べてるの家」では精神障害という共通の苦悩を抱える仲間とのミーティングにおいて、幻覚や妄想の体験を自らのことばで語ることが推奨される。その語りはミーティングに参加したメンバー全員で共有され、それぞれの体験に基づくユニークな病気との付き合い方が提案される。年に1回行われる「幻覚＆妄想大会」では、彼らが経験している幻覚や妄想を皆の前で披露し合い、その年のもっとも優れた幻覚や妄想が表彰される。それまで病気の象徴であり望ましくないものとして隠し続けてきた幻覚や妄想が、ここでは称賛と笑いの種になるのである。そうした仲間とのやりとりはこれまで病気が「治るか治らないか」といった二分法的な見方にとらわれていた当事者の価値観に揺さぶりをかける。病気や問題を抱えながら日々を生きる仲間の存在と体験の語りが、病気と上手に付き合いながら豊かな人生を歩むという新たな価値に気づかせ、リカバリーの扉を開くのである。

　このようにリカバリーの実践は、当事者がもつユニークな体験をベースに当事者主体で進められるものであり、支援者には当事者がもつ豊かな体験とその可能性を尊重する成熟したパートナーシップが求められる。

3 ICFとMTDLP

　本書では、日常生活の制限を生じさせる原因を探す視点として、6つの要因を提唱してきた。第6章で提示したこの視点はスクリーニング的に使用でき、評価の観点と介入が直接結びつきやすく、臨床的にも理解しやすいものだと考える。適切な作業療法を行うためには評価と介入の間に整合性が必要である。ここでは、現在多職種間および作業療法領域でそれぞれ共有されている対象者理解と介入のモデルとして、ICFとMTDLPについて話を進めていく。ICFとMTDLPとは何か、どのように役立つのか、それらの利用のコツを概説する。

1 ICFとは何か

　ICFは対象者理解の概念であり、健康状態と健康関連状況を記述するための、世界共通言語である。2001年の世界保健機関（WHO）総会において採択された[57]。ICFは「International Classification of Functioning, Disability and Health」の略であり、日本語では国際生活機能分類と呼ばれる。生活機能（functioning）から人をとらえるようになっており、生活機能は心身機能・身体構造、活動、参加で構成される。生活機能は健康状態および背景因子（個人因子と環境因子）の影響を受け、各構成要素間には相互作用が存在する（図20）。ICFの特徴として、個人因子以外の各構成要素にポジティブな側面とネガティブな側面の両方をもたせていることがあげられる。生活機能のネガティブな側面は障害であり、機能障害、活動制限、参加制約となる。環境因子のポジティブな側面は促進因子、ネガティブな側面は阻害因子と呼ぶ。現在、作業療法領域の臨床実習ではICFを使用して対象者を理解する教育が主流である[58]。

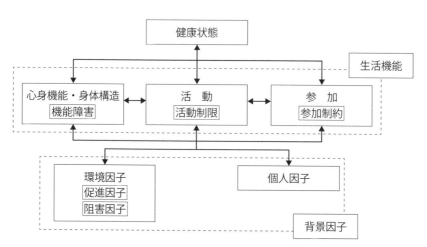

図20　ICF（国際生活機能分類）の構成要素（文献57）をもとに作成）

2 ICFはどのように役立つのか

　多職種連携のためには、共通言語を用いて対象者を包括的にとらえる「見える化」するツールが必要であり、ICFはそのツールのひとつと言える。前述したように、ICFではネガティブな側面だけでなく、ポジティブな側面を常に意識できる。このため各専門職は、ネガティブな側面に注目しすぎていないか、障害の種別や程度でレッテルを貼り、思考停止していないか、視野狭窄に陥っていないか、というように省みることができる。

　たとえば統合失調症と診断され、症状により調子を崩し、社会的役割を失い、ひきこもっているケースを考えてみよう。生物モデルの観点からは、薬物療法などにより脳機能を改善することが求められるだろう。心理モデルでは精神的・心理的状態を把握し、ストレス対処能力を強化したり、自己や外界に対する認識を変化させたりすることで、状況改善をうながそうとするかもしれない。社会モデルの立場からは家族や友人関係、社会資源の活用を優先するかもしれない。どの切り口も大切であり、ひとつの方法論のみにこだわってしまっては、治療が停滞し出口が見えなくなるおそれがある。

　治療者や支援者に必要なのは、対象者の良い面を見つけて伸ばすことである。ICFを使用すると、「できる」「している」「したい」「楽しんでいる」という、ポジティブな活動や参加に視座を転換できる。「幻聴がある」としても、「好きな作業中は症状を気にせず集中できる」かもしれない。「ひきこもっている」は「自分のペースで自活できている」かもしれない。また背景因子に注目すれば、強い興味をもてる作業や特技があったり、好意的なサポートがあったりして、社会参加の希望が開かれるかもしれない。残存機能や個人的・環境的な強みを伸ばすことで、全体の水準が引き上げられ、気づけば当初の困りごとが改善するといった、喜ばしい結果も起こり得る。こうした変化をもたらすポジティブな視点と介入方法を見出せるかどうかが、専門職の腕の見せどころである。ICFはネガティブな観点のみに引き寄せられることなく、対象者を俯瞰してとらえるのに長けているツールと言えるだろう。

3 ICFを活用するコツ

ICFは評価項目が多くリストアップされ、それらをつぶさに評価しようと、横断的な意識がはたらきやすい。気をつけないと時間の経過といった縦断的な視点を見落としてしまう。実践で活用するためには、病気・障害の経過や、生活や役割の変遷、自分や人生史のとらえ方や将来の目標、環境の変化などを盛り込むと、個別的な理解がうながされるだろう。

特に精神障害領域では、ICFを用いて対象者を理解した後に、焦点化し優先順位をつけて介入プログラムを立案するのが難しい。ICFの整理では構成要素間の相互作用が複雑になり、単純な因果関係に分解できないことが多いためである。そうであってもポイントを絞り、より良い生活に向けた介入仮説を立てる必要がある。そのためには対象者が自身をどうとらえ、どこに向かっているのかといった、本人の思い・語りを軸に据えるとよいだろう。ポジティブな側面に光を当て、対象者の思いを「見える化」することで、よりICFを活用できることになるだろう。

4 MTDLPとは何か

MTDLP（Management Tool for Daily Life Performance：生活行為向上マネジメント）は、日本作業療法士協会が開発した対象者の生活行為を向上させるためのマネジメントツールである[59]。生活行為とは人が生きていくうえで営まれる生活全般の行為であり、ADLやIADL、仕事・学業、趣味、余暇活動などの行為すべてを含むものである。ICFで言うところの活動や参加にあたるが、こうした生活行為の向上を図るために必要な要素を分析し、改善のための支援計画を立て実行するためのツールであり、科学的な効果が検証されている[60]。

MTDLPは「したい」「する必要のある」「することが期待されている」作業をできるように促進し、作業に焦点を当てた作業療法の実践に繋がる。MTDLPの実践は「MTDLPのプロセスと使用するツール」（**表18**）で表した7段階のプロセスをたどる。②「アセスメント」ではICFを活用した分析を行い、対象者を包括的にとらえる。⑤「実行」以外の各段階には、専用のシー

表18 MTDLP（生活行為向上マネジメント）のプロセスと使用するツール
（文献61）より引用）

プロセス	内　容	使用するツール
①インテーク	本人・家族への聞き取り （生活行為の目標）	生活行為聞き取りシート 興味・関心チェックシート
②アセスメント	基本情報の収集 ICF分析、予後予測 本人・家族との合意形成	生活行為アセスメント演習 シート
③解決すべき課題の抽出 　と設定	現状とのギャップの把握 課題の優先順位づけ 課題の根本原因の分析	生活行為課題分析シート
④プランニング	支援プログラムの立案 本人・家族・支援者の役割	生活行為向上プラン演習シー ト
⑤実行	支援プログラムの実行	
⑥モニタリング	再評価、目標達成状況の 確認	生活行為課題分析シート
⑦計画修正・生活行為の 　引き継ぎ	未達成課題の要因分析 計画の修正 支援の受け渡し	生活行為申し送り表 医療への生活行為申し送り表

トや申し送り表が用意されている。ICF単独では焦点化するのが難しい課題抽出のプロセスは、「生活行為課題分析シート」などのツールを使用することで比較的容易になる。このようにMTDLPは、手順通りに実践すれば評価と介入の間に整合性が担保されるよう工夫されている。ちなみにこれらのツールは日本作業療法士協会のウェブサイトからダウンロードできる[61]。

5 MTDLPはどのように役立つのか

　MTDLPは、ICFと同様、対象者の生活および、そこでの作業課題分析のプロセスを「見える化」するツールであり、多職種連携に役立てることができる。生活行為向上のために多職種間で視点を共有し、作業療法士を含めた他職種のプラン、地域全体のプランを立案する。生活行為への直接的な介入や間接的な環境調整など、各専門職の強みを活かし協働することができる。

MTDLPは生活行為である作業に焦点を当てた実践をうながし、「作業を良くする」ことで人に健康をもたらす。またボトムアップ的な視点とトップダウン的な視点両方を併せもつ。ボトムアップ的な視点は、対象者の自立を促進するための包括的視点を提供する。ちなみに本ツールは高齢者の地域包括支援の調査研究事業から開発されたものである。このため精神障害領域では対象者に合わせて評価項目の過不足を調整するなど、利用上は若干の工夫が必要かもしれない。

MTDLPのトップダウン的な視点は、精神障害領域において大いに役立つと考えられる。「したい」「する必要のある」「することが期待されている」作業に焦点を当て、対象者の思いを「見える化」し、目標やプログラムを一緒に確認し、合意形成する。各種シートを埋めることで問題を外在化し、生活行為の改善やポジティブな側面に注目する。対象者は病気や障害があっても自分らしい地域生活を希望できること、困ったときには周囲に相談し解決していけることを、そのプロセスから実感することができる。このMTDLPのプロセス自体がリカバリーやエンパワメントの具体化であり、勇気づけであり、段階的な自立をうながす治療的な営みと言える。

6 MTDLPを活用するコツ

上述したトップダウン的なアプローチ、協働作業のメリットを活用することを勧めたい。インテークからシートを活用して対象者と関わることになるが、それは「シートを埋めていく」という作業を介した関係づくりを意味する。生活行為に焦点化するため、脆弱性をもつ対象者にとっても比較的侵襲が少ない。現実検討をうながし、人は協力的な存在であるということを学ぶことにも繋がる。何よりも生活行為である現実的な作業を実践していくことは、精神科作業療法の根幹と言えるだろう。

MTDLPでもICFで述べたのと同様、時間の経過や本人の語りを大切にすべきである。どんな生活を送ってきた人なのか、どのような思いを経て現在に至り、どこに向かうのかといった、生活行為の文脈を把握するとよい。そうして対象者が自分のストーリーを紡いでいく過程を支援する。ときには失敗や挫折を伴うかもしれないが、経過を通して紡がれていく経験と、語りの

変化を大事にするとよい。当初はあがらなかった本音が途中から明らかになるかもしれない。MTDLPはそうした隠された、残された希望を「見える化」し、共有するツールとして活用すると、いっそう価値あるものになるだろう。

4 IPW（専門職連携）

IPW（Interprofessional Work）とは、「複数の領域の専門職者（住民や当事者も含む）が、それぞれの技術と知識を提供し合い、相互に作用しつつ、共通の目標の達成を患者・利用者とともにめざす協働した活動」[62]などと定義される。

筆者は、精神科デイケアを拠点に地域支援体制づくりに取り組んだ経験をもっている。この取り組みでの事例[63]は、IPWにおいて踏まえておきたい専門的な認識を示唆してくれた。たとえば、精神障害者特有の分裂、投射、否認、両価性といった防衛機制が多職種連携を阻み、専門職間のチームワークの混乱や対立を招くことなどである。こうしたチームワークで起こる多職種間の阻害関係を解決するには、ひとつの機関と1人のスタッフによる過度な負担を抱え込んだ支援体制には限界があること、さらに昨今では当事者本人および家族からも特定の機関や人に束縛されない継続的援助に対するニーズが高まっていることを専門職の支援者は理解する必要がある。そして、これらのことがIPWの必然性を高めているようにも思われる[64]。

これからの多職種チーム作りには、多くの専門職が互いの領域の技術を持ち寄ることに終始し、結果として、あたかもモザイクのような連携にとどまることの反省のもとに、職種間がオーバーラップ（多様な人材活用）して行う多職種協働によるアプローチに必要な要素として、IPWを行う力[64]などの教育演習（IPE：Interprofessional Education）[62]が求められている。

ここでは、多職種と協働する力の基本（図21）として、コミュニケーション能力、セルフコントロール、リフレクション、リーダーシップを各自が認識することと、お互いの意見交流に食い違いの起こるところが課題解決の道筋作りのヒントになるであろうことを強調しておきたい。

また、異なる専門領域の人が集まり、チームを作っていくプロセス（図22）

コミュニケーション能力

- 専門的な特徴を説明できる
- 自分の意思を伝えられる
- 意見が異なる話を聴ける

リフレクション

- 行為の省察で問題状況に気づき、新たな枠組みを構築できる
- 自分の実践が利用者の幸福に貢献したか、常に評価し、修正し続ける態度とスキルを有する

セルフコントロール

- 自分を理解し、律することができる
- 他者を理解する冷静な分析力を有する
- 人は変化するという価値観をもつ

リーダーシップ

- 計画の提案、情報・知識・技術を提供できる
- 人間関係を良好にしてグループを維持していくことができる

図21　異なる専門領域の人と協働する力の基本（文献62）をもとに作成）

- 互いに未知であるため緊張関係にある
- 表面的な付き合いにとどまる
- 腹の探り合いを行う

- 優劣を競い合う動きから全体の秩序を保つ動きに変わる
- 個別の交流を通して気心を許す関係性が広まる
- その場に存在することの不安は小さくなる

- 自由な表現を認め合い、チーム内でのポジショニングを認識できる
- 結束力が高まり、共通の判断基準を持つに至る
- 作業効率が高まり、個別行動に寛容になる一方、現状に飽き足らない者も現れ、チームの維持や改変を検討する段階を迎える

図22　異なる専門領域の人が集まり、チームを作っていくプロセス（文献62）をもとに作成）

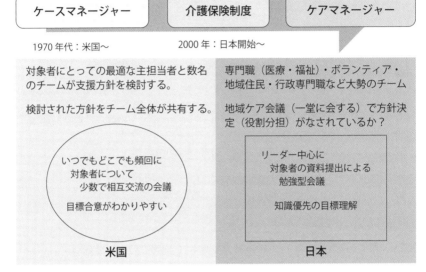

図23　多職種連携会議の型：米国と日本の比較

では、異なる職種があらかじめ業務役割を分担したチーム作りをするのではなく、多職種が共通する業務内容の体験からお互いの職種の専門性と限界を知ることから始めていく必要がある。筆者は、精神障害者の医療から保健福祉への移行および連携に携わり、ひとりひとりの援助者としての人間性や専門性を出発点として、他者と協力関係を築きながら患者・利用者中心のあり方を相互体験していくというデイケアチームでの体験[65]から、精神障害者を地域で支える専門職連携によるチーム作りを学ぶことができた。

　さらに筆者は、1970年に始まった脱施設化の米国ウィスコンシン州マディソン市での再入院防止のプログラムへの参加体験から、多職種連携会議の型（図23）は、米国では少数の相互交流の会議であったが、日本ではリーダー中心の勉強型会議へと様変わりしたととらえている。

　今後の精神障害者の地域移行、地域定着のために、地域のニーズの把握（実態把握・分析・課題抽出）、関連団体との連携、ノウハウの共有、人材育成、地域住民の意識向上に向けた活動に応えられるような多職種連携チーム

作りをめざしたい。

5 医療と福祉

1 自立支援医療（精神通院医療）

　障害者総合支援法に基づく自立支援医療制度は、心身の障害を除去・軽減するための医療について、医療費の自己負担額を軽減するための公費負担医療制度であり、精神通院医療、更生医療、育成医療に大別される。このうち精神通院医療は、精神保健福祉法第5条に規定された統合失調症などの精神疾患を有し、通院による精神医療を継続的に必要とする者を対象としている。医療費の軽減が受けられる医療の範囲は、病院または診療所に入院しないで行われる外来での診療、外来での投薬、デイケア、訪問看護などが含まれる。

　自立支援医療制度を利用するには、医師の診断書、医療保険の被保険者証、市町村民税の課税状況がわかる書類などを添えて居住所を管轄する市町村長に申請し、支給認定を受ける必要がある。支給認定を受けると、通院医療費の自己負担が原則1割になり、さらに低所得者や高額な医療費が継続的に発生する場合は、月当たりの負担に上限を設け、負担の軽減が図られる。

2 精神科デイケアなど

　精神科デイケアなどは、精神通院医療の一形態であり、一定の医療チーム（作業療法士、看護師、精神保健福祉士など）によって実施される社会復帰を目的とした集団による治療法である。実施される時間帯や時間の長さによって以下に示した4種類がある。

　精神科デイケアなどではさまざまな職種からなるチームで治療が行われ、作業療法士は他の職種と一緒にプログラムの作成や活動の実施などに携わる。対象者が地域で生活する患者である点は、入院患者を対象とする精神科病院での作業療法とは異なるが、「より良い生活体験を通して回復・成長す

る機会を提供することで、精神疾患やこれまでの苦難を伴う体験から形づくられた困難な生活から脱して、精神障害者自身が新しい生き方を構築するという過程に関わる」という作業療法士の基本的な役割に変わりはない。精神障害リハビリテーションに関わる専門職として、他の職種と共通する役割と作業療法士に特有な役割を認識しながら、医療チームに貢献する姿勢が必要である。

(1) 精神科デイケア

精神科デイケアの実施時間は1日につき6時間が標準とされている。専従者の数と専用の施設の面積などの条件により、「大規模なもの」と「小規模なもの」に分けられる。

大規模なもので1日の利用者の限度が50人の場合には、精神科医師および専従する3人の従事者（作業療法士または精神科ショートケア、精神科デイケアの経験を有する看護師のいずれか1人、看護師1人、精神保健福祉士または臨床心理技術者1人）の合計4人の従事者が必要である。1日の利用者の限度が70人の場合は、50人を限度とする場合に加え、精神科医師1人、専従の精神科医以外の従事者1人の合計6人が必要になる。

専用の施設の広さは60平方メートル以上であり、かつ患者1人当たりの面積は、4.0平方メートルが標準になる。

小規模なものでは、精神科医師および専従する2名の従事者（作業療法士、精神保健福祉士または臨床心理技術者などのいずれか1人、看護師1人）の合計3人で構成される従事者が必要である。患者数は、当該従事者3人に対して1日30人を限度とし、専用の施設の広さは40平方メートル以上であり、かつ患者1人当たりの面積は3.3平方メートルが標準となる。

(2) 精神科ナイトケア

精神科ナイトケアの開始時間は午後4時以降であり、実施時間は1日につき4時間が標準とされている。精神科医師および専従する2人の従事者（作業療法士または精神科ショートケア、精神科デイケアまたは精神科ナイトケアの経験を有する看護師のいずれか1人、看護師または精神保健福祉士もしくは臨床心理技術者などのいずれか1人）の合計3人で構成される従事者が必要である。患者

数は、当該3人の従事者に対して1日20人を限度とする。専用の施設の広さは、40平方メートル以上であり、かつ患者1人当たりの面積は、3.3平方メートルが標準になる。

(3) 精神科デイナイトケア

実施時間は、1日につき10時間が標準とされている。精神科デイナイトケアには、従事者および1日当たりの患者数の限度の違いにより次の3つの基準がある。

①精神科医師および専従する2人（作業療法士または精神科ショートケア、精神科デイケアまた精神科ナイトケアもしくは精神科デイナイトケアの経験を有する看護師のいずれか1人および看護師、精神保健福祉士、臨床心理技術者または栄養士のいずれか1人）の合計3人で構成される従事者が必要である。患者数は、当該3人の従事者に対して1日30人が限度となる。

②精神科医師および専従する3人（作業療法士または精神科ショートケア、精神科デイケアまたは精神科ナイトケアもしくは精神科デイナイトケアの経験を有する看護師のいずれか1人、看護師または准看護師のいずれか1人および精神保健福祉士、臨床心理技術者または栄養士のいずれか1人）の合計4人で構成される従事者が必要である。患者数は、当該4人の従事者に対して1日50人が限度となる。

③上述した②の基準に精神科医師以外の2名を加えて合計6人の従事者で構成される場合、患者数は1日70人が限度となる。専用の施設または精神科デイケアなどと兼用する施設の広さは40平方メートル以上であり、かつ患者1人当たりの面積は3.3平方メートルが標準になる。また、施設には調理設備を有することが望ましいとされている。

(4) 精神科ショートケア

実施時間は、1日につき3時間が標準とされている。専従者の数と専用の施設の面積などの条件により、「大規模なもの」と「小規模なもの」に分けられる。

大規模なものでは、精神科医師および専従する3人の従事者（作業療法士または精神科ショートケアもしくは精神科デイケアの経験を有する看護師のいずれ

か1人、看護師1人、臨床心理技術者または精神保健福祉士のいずれか1人）の合計4人の従事者が必要である。患者数は、当該従事者4人に対して1日50人を限度とする。さらに精神科医師1人および上記の医師以外の従事者に該当する者1人を加え合計6人の従事者で構成される場合は、1日70人が限度となる。専用の施設の広さは60平方メートル以上であり、かつ患者1人当たりの面積は、4.0平方メートルが標準になる。

　小規模なものでは、精神科医師および専従する1名の従事者（看護師、作業療法士、精神保健福祉士または臨床心理技術者などのいずれか1人）の合計2人で構成される従事者が必要である。患者数は、当該従事者2人に対して1日20人を限度とする。専用の施設の広さは30平方メートル以上であり、かつ患者1人当たりの面積は、3.3平方メートルが標準になる。

3 障害者総合支援法に基づく障害福祉サービス

　障害者総合支援法に基づく障害福祉サービスには、介護給付と訓練等給付が含まれる。これらのうち介護給付を受給する際と訓練等給付の共同生活支援（グループホーム）を利用する際には、障害支援区分認定を受けなければならない。区分は標準的な支援の必要な度合いを表すものであり、区分1～6または非該当として出され、区分6が支援を必要とする度合いがもっとも高く、区分1は支援を必要とする度合いがもっとも低いことになる。また判定には、認定調査員による認定調査の結果と医師意見書を用いコンピュータで判断する1次判定と、1次判定の結果を原案として、認定調査員による特記事項と医師意見書をもとに専門職者5人で構成された審査会での合議で判断する2次判定があり、2次判定の結果に基づいてサービスなどの利用計画が立てられる。

　障害者総合支援法は、身体障害、知的障害、精神障害および難病などの種類にかかわらず共通のサービスを提供する法律であるが、ここでは精神障害者が利用する可能性の高いサービスに限って説明する。

　障害者自立支援法に基づくサービスに関わる作業療法士はまだ多くはない。しかし、特に訓練等給付に含まれるサービスには、作業療法士のもつ知識や技術が大いに役立つと考えられる。今後の積極的な関わりが期待され

る。また、ここでの説明は、概略を述べたものであり、利用条件など細かく規定されているサービスもあるので、詳細を知るには他の資料などを参照する必要がある。

(1) 介護給付

居宅介護（ホームヘルプ）：自宅において、入浴、排せつ、食事の介護などを行う。

重度訪問介護：重度の身体不自由のある人または重度の知的障害もしくは精神障害により行動上著しい障害のある人で常に介護を必要とする人に、自宅で、入浴、排せつ、食事の介護、外出時における移動支援、入院時の支援などを総合的に行う。

行動援護：自己判断能力が制限されている人が行動するときに、危険を回避するために必要な支援、外出支援を行う。

重度障害者等包括支援：介護の必要性がとても高い人に、居宅介護など複数のサービスを包括的に行う。

短期入所（ショートステイ）：自宅で介護する人が病気の場合などに、短期間、夜間も含め施設で、入浴、排せつ、食事の介護などを行う。

生活介護：常に介護を必要とする人に、昼間、入浴、排せつ、食事の介護などを行うとともに、創造的活動または生産活動の機会を提供する。

施設入所支援：施設に入所する人に、夜間や休日、入浴、排せつ、食事の介護などを行う。

(2) 訓練等給付

自立生活援助：ひとり暮らしに必要な理解力・生活力などを補うために、定期的な居宅訪問や随時の対応により日常生活における課題を把握し、必要な支援を行う。

共同生活援助（グループホーム）：夜間や休日、共同生活を行う住居で、相談、入浴、排せつ、食事の介護、日常生活上の支援を行う。**図24**はグループホームの居室の例である。

自立訓練（生活訓練）：自立した日常生活または社会生活ができるよう、一定期間、生活能力の維持、向上のために必要な支援、訓練を行う。

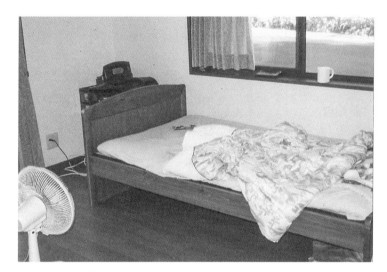

図24　グループホームの居室

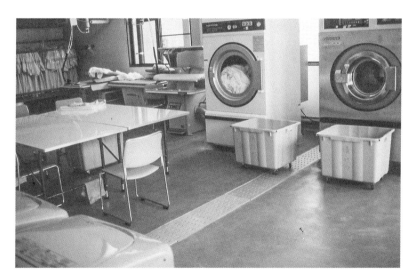

図25　就労継続支援Ｂ型施設（クリーニング作業室）

就労移行支援：一般企業などへの就労を希望する人に、一定期間、就労に必要な知識および能力の向上のために必要な訓練を行う。

　就労継続支援（A型）：一般企業などでの就労が困難な人に、雇用して就労機会を提供するとともに、能力などの向上のために必要な訓練を行う。

　就労継続支援（B型）：一般企業などでの就労が困難な人に、（雇用することなく）就労機会を提供するとともに、能力などの向上のために必要な訓練を行う。図25は就労継続支援B型事業所のクリーニング作業室の様子である。

　就労定着支援：一般就労に移行した人に、就労に伴う生活面の課題に対応するための支援を行う。

4 訪問看護

　精神障害者への訪問看護は、地域で生活する精神障害者を支えるサービスのひとつであり、患者または、その家族の了解を得たうえで、生活の場に直接訪問し、病状の把握、服薬管理・指導、日常生活の支援、環境調整などの援助を行う。その役割は、主に医療機関、訪問看護ステーション、保健所、福祉施設に所属する保健師、看護師、作業療法士、精神保健福祉士などが担っている。そして、対象となるのは、自閉傾向の強い患者、単身で生活している患者、病状が不安定もしくは服薬管理が不十分で入退院を繰り返す患者などである。また、入院中の患者に対しても、地域生活へ円滑に移行するための支援として、退院前の訪問看護が行われる。

（1）作業療法士による訪問看護

　作業療法士は、医療、保健、福祉の幅広い領域で精神障害者を対象とする訪問看護に携わることが求められている。特に、医療機関や訪問看護ステーションからの訪問看護では、現行の診療報酬制度のもと、作業療法士の従事が認められており、地域生活支援における作業療法士の活躍が期待されている。しかし、作業療法士による訪問看護の実施においては、診療報酬上の課題や施設によっては作業療法士の機能的位置づけに制約があり、十分とは言いがたい現状がある[66]。今後さらに、精神障害者の地域移行・地域定着が推し進められることを考慮すると、これまで以上に、訪問看護への作業療法士

の積極的な関与が求められる。

(2) 訪問看護の実際
① 多面的に患者を理解する

　訪問看護で対象となる患者は、精神症状や認知機能障害、心理的ストレス、生活技能の未習得、環境の未整備など、さまざまな要因が絡み合い、その影響を受けている。そのような状態にある患者を特定の側面のみから理解するだけでは、その生活のしづらさを把握することは難しい。したがって、多面的に患者を理解することが求められる。そのため訪問看護に携わる作業療法士は、作業療法の専門的な知識だけでなく、精神医学、精神障害リハビリテーション、各種制度など、幅広く知識を身につけておくことが必要になる。

② 病気や治療に関する訪問支援

　訪問看護では、患者の病状や治療状況について把握する必要がある。地域で生活する精神障害者は、病状が不安定となり、地域生活の継続が困難になることが多い。特に、生活上のストレスや向精神薬の服薬を怠ることがその契機になりやすい。そのため訪問看護に携わる者は、精神症状のみならず、精神症状に影響する生活状況や服薬状況にも留意する必要がある。そして、病状が悪化した際には、それを早期にとらえ、必要に応じて主治医と連携を図りながら、病状の安定に向けて適切に対応していくことが求められる。また、再発を予防するために、再発の原因、再発の兆候、対処方法なども含めて、病気や治療、リハビリテーションに関する適切な情報を提供していくことも大切な支援になる。

③ 日常生活に対する支援

　訪問看護では、患者の生活をその場で把握し、そこで生じているさまざまな生活上の課題に対して直接介入する。たとえば、単身で生活している患者であれば、料理、買い物、洗濯、掃除など、必要となる家事活動を一緒に練習したり、また、金銭管理が上手くできない患者であれば、金銭出納帳を用いて、収入と支出の確認を行いながら、見通しを立てた金銭管理ができるように指導する。このように、訪問看護のなかで、実際に行われている生活技能上の課題を把握し、その課題に対する解決方法をともに考え、日常生活の

なかで練習をすることが、患者の必要とする生活技能を身につけるための有効な手段になる。

④ 患者を取り巻く環境との関わりに対する支援

訪問看護では、患者を取り巻く資源を上手く活用できるように調整する。たとえば、地域の社会復帰施設、保健所、行政機関、公共交通機関などに関する情報を提供したり、また、これらの社会資源を上手く活用できるように結びつけたりもする。このように、患者を取り巻く社会資源との関係を効果的に機能させることが、より良い生活環境をつくることに繋がる。

また、家族も患者の生活を支えるうえで重要な資源のひとつになる。しかし、その家族は、さまざまな負担を背負い、精神的・身体的にも疲労している可能性があり、ときとして援助を必要とすることもある。そのような状況にある家族に対して、訪問看護では、まず家族の抱える悩みや苦しみに寄り添い、共感する姿勢が求められる。そのうえで、病気や治療、リハビリテーションについて理解を深めるための援助をしながら、家族の役割や患者への支援のあり方について、ともに考えていくことが大切になる。さらには、家族同士が同じ悩みを分かち合え、病気や治療に関する情報が得られやすい家族会に繋げることもひとつの支援になる。

⑤ 他職種や他機関との連携

患者が、地域で安定した生活を維持するためには、精神症状の安定、適切な服薬管理、安定した対人関係、仕事との関わりなど、さまざまな要素が必要になる。その患者を訪問看護やひとつの職種だけで支えることは難しく、各職種や各機関との連携が不可欠になる。そして、その連携を密にするためにも、定期的にカンファレンスを開催し、それぞれの職種や機関が、どのような役割を担い支援していくのかを共有していくことが大切になる。そして、その支援体制のなかで役割を果たすには、作業療法士としての専門性や具体的な支援のあり方について明確に認識しておくことも必要である。

5 就労移行支援

就労移行支援事業とは、平成18年（2006年）4月より施行された障害者自立支援法において新たに作られ、現在は障害者総合支援法のもとで行われて

いる事業である。就労移行支援事業は、一般就労を希望する障害者に対して原則として2年間の期限を設け、支援計画に基づき一般就労などへの移行に向けて事業所内での作業や企業における実習を実施し、就労後は職場定着のための支援などを行う。対象となるのは、一般企業への就職をめざす18歳以上65歳未満の身体障害、知的障害、精神障害、難病などをもつ者である。

就労移行支援の現場において作業療法士は、はたらくうえでの基盤となる生活面の評価や訓練場面における作業遂行機能・職業適性に関するアセスメント、当事者の自己理解の促進・就労意欲向上のための支援、当事者に適した職場の開拓・調整、就職後の職場適応援助・定着支援などを行う。

作業療法士養成課程で学ぶ評価は、就労支援においても身体的側面、精神的側面、社会的側面、経済的側面など多面的に対象者を把握することに役立つ。また、職場での職務や仕事内容を分析し、障害者本人の能力と照らし合わせ、能力に合った職務や仕事内容を見出せることが作業療法士の強みである。

実際の就労支援の場面においては、作業工程と障害者の能力の両面から評価を行い、代償手段や環境調整など具体的な対応の方法を提案することにより、その人の残された社会適応能力を最大限引き出し、就労後は保健・医療・福祉関係機関や職場、家族などと連携し、就労定着のための計画を立案して支援体制を構築するなど、就労継続のための支援を包括的に実施している。

はたらくことの意義として、田中[67]は、精神障害者にとって社会ではたらく文脈は、「はたらくことを含む人生」（ワーキングライフ）、はたらく生活を含めた「納得のいく社会参加」の重要な座標であり、精神障害者の社会的存在価値を高めるものである、と述べている。さらに、相澤[68]は、生計の維持や集団への所属欲求を満たし、社会での役割を実現し、自己表現・自己実現するなどがあげられるとしている。これらのはたらく意義は障害の有無にかかわらず共通しており、さらに健康への好影響や自信の回復なども[68,69]、精神障害者に限られるものではなく、共通の意義であると言える。

就労支援においては、就職することがゴールではなく、就職後もその人らしく、安定した職業生活を実現することがめざすべきところだと考える。就労を含めた生活全般のなかで生じる対象者の困りごとを解決するため、就職

後も継続的な支援が必要である。

　現在、わが国では平成16年（2004年）の精神保健医療福祉の改革ビジョンにおいて、「入院医療中心から地域生活中心へ」という基本的な方針が発表され、地域移行支援や地域定着支援の充実が求められている。また、平成30年（2018年）度障害福祉サービス等報酬改定では、作業療法士を配置している就労移行支援事業所においては、作業療法士を配置していない事業所と比べて、一般就労への移行実績や職場定着の実績が高いことから、新たに福祉専門職員配置等加算における有資格者として評価された。人々がその人らしく、主体的に日々の生活の営みに参加できることを目標とする作業療法士にとって、地域移行支援や就労支援に関わることは今後さらに期待されていると考える。

6 ACT（Assertive Community Treatment：包括型地域生活支援プログラム）

（1）歴史

　ACT（包括型地域生活支援プログラム）は、1960年代後半に米国ウィスコンシン州マディソン市のメンドータ州立病院のマークス（Marx, AJ）、スタイン（Stein, LI）、テスト（Test, MA）らのグループが、重い精神障害をもつ人たちの多くが、病状が安定して退院しても、比較的すぐに入院してきてしまうことに気づいたことから始まった。彼らは患者が入院中に身につけたスキルが実際の場面で活かせないことや、使える社会資源が少ないこと、変化に対する脆弱性があることなどをその原因と考え、それを解決するために多職種によるチームが院内と同様に院外の地域で24時間患者を支えることが重要だという結論に達した[70]。その結果を踏まえ、1972年にACTの元となるTraining in Community Living（TCL）が始まり、利用者にとって必要な地域生活支援、治療、リハビリテーションサービスを提供した。その後、名称がACTと変更になり、アメリカ全土、カナダ、ヨーロッパに広がっていった。

　日本では平成14年（2002年）に国立精神神経センター・精神保健研究所と同センター国府台病院が中心となり研究が始まり、平成15年（2003年）日

本版包括型地域生活支援プログラム（ACT-J）を研究事業として千葉県市川市で開始、平成20年（2008年）特定非営利法人リカバリーサポートセンターACTIPS設立、訪問看護ステーションACT-Jが事業を開始した。

（2）原則

ACTは以下のような原則に基づき実施される。

- 重度の精神障害者にサービスを直接提供するサービス提供モデルである。
- 第一目標は地域における治療とリハビリテーションを通してリカバリーすること。
- スタッフ対利用者の比率はおよそ1：10である。
- サービスは病院やクリニックで行われるのではなく、利用者の暮らしている地域で行われる。
- サービス提供の期限は決まっていない。
- 柔軟なサービス提供を行う。
- 多職種チームが関わり、定期的なチームミーティングにより情報は共有される。
- チームスタッフはサービスを受ける人への責任を共有する。
- 24時間、365日の危機対応を行う。

（3）対象者

重度の精神障害者でかつ重度の生活機能障害を呈している人を対象とし、主な疾患は統合失調症、重症うつ病などである。

（4）チーム構成とサイズ

チームリーダー（職種は特定されず、通常業務を50％程度行い、現場を理解していることが大切）1名、精神科医1名、精神科看護師2名、作業療法士、精神保健福祉士、当事者スタッフなどで、10～12人のチームスタッフに対象者100人が望ましい。

（5）サービス内容

対象者とともに個別のプログラムを計画、実践、アセスメントしていく。

- 精神科治療の継続や病気の自己管理への支援
- 危機介入および一時的な入院への支援
- 身体面の管理の支援
- 日常生活（ADL、IADL）、住居探しへの支援
- 就労支援
- 金銭管理、公的サービスの紹介
- カウンセリング
- 家族支援

(6) 課題

　アメリカで開発されたACTが日本にも導入されたが、アメリカとは異なる日本独自の精神保健福祉のあり方を考慮しなくては、ACTの普及は難しいと考えられる。さまざまな努力は行われてはいるものの、いまだに日本の精神科医療は入院が中心で、欧米に比べ入院ベッド数は多く、入院期間も長い。重度の精神障害者を1週間足らずの入院で急性期の症状も治まらないまま地域に帰し、日常生活を支援しようという本来のACTを実施するには、まだまだ解決しなければならない課題も多い。ひとつは入院、外来通院を担当する主治医とACTの医師との関係も調整しなくてはいけない大きな課題である。地域でACTのチームを利用しようとしたとき、チーム内の精神科医を主治医として選択する場合はスムーズだが、すでに主治医がいた場合、ACTチームとの良好な関係を改めて構築しなくてはならない。

　また、医療観察法との関係も十分に考えなくてはならず、保護観察官とサービス提供プログラムのスタッフとは同一に語れない。つまり、社会防衛的な日本の医療観察法と、利用者ファーストのACTとは一線を画す。しかしながら、日本の入院期間の長さを利点としてとらえると、入院中ゆっくりと退院後の生活上の困難を想定して地域生活の準備をすることができるので、対象者の不安も軽減し、退院後の緊急介入を減らせるかもしれない。

7 病院と地域との連携

　わが国の精神保健医療福祉は、平成16年（2004年）9月に厚生労働省精神保健福祉対策本部が示した「精神保健医療福祉の改革ビジョン」に基づき、「入院医療中心から地域生活中心へ」を基本方針として変革が推し進められている。さらに平成25年（2013年）には、「良質かつ適切な精神障害者に対する医療の提供を確保するための指針」が定められた。この指針では、入院医療中心の精神医療から精神障害者の地域生活を支えるための精神医療の改革実現に向けて精神障害者に対する保健・医療・福祉に携わるすべての関係者がめざすべき方向性として、急性期の精神障害者を対象とする精神病床においては医師および看護職員の配置を一般病床と同等とすることをめざすこと、新たに入院する精神障害者は原則1年未満で退院する体制を確保すること、などが示されている。

　このように国の方針として精神障害者を支援する環境を整備し、精神障害者の地域移行支援を多様な方面から推進する動きが求められている。作業療法士としてその一翼を担うためにも急性期からの支援と退院を見据えた支援が重要である。「生活」という作業療法の中心となる観点で患者の入院前の生活状況や環境をとらえ、患者本人や家族が退院後どのような生活を送りたいと望んでいるかを把握することが必要であることは言うまでもない。

　精神障害領域の作業療法士は、現在、多くが病院に勤務している。そして主に、入院患者を対象に作業療法を提供しているのが現状であろう。入院が短期化しているなかで、早期回復・退院と再発予防への貢献は、医療サービスとしての作業療法の重要課題である[71]。精神科作業療法は「入院」という非日常的環境のなかに具体的活動や言語を媒介とした活動を用いて日常を院内に設定することができる。院内の「日常」の設定のなかで疾患や行動特性が再現化されたものを評価し、生活の場や設定された集団のなかで治療的関わりを行っていく。病院内でそのような支援を行いながら、同時に患者の住む地域の環境を把握し、地域での生活においてどのようなサービスを利用すべきかを、作業療法士は考えることができる。

　患者本人や家族が望む生活の実現化のために必要なサービス、退院後の生活を支える支援者（相談支援専門員、就労、障害福祉サービス、基幹相談支援セ

ンターなど）と早くより連携を図り、退院後の生活を見据えた院内での作業療法の提供とその情報の活用が求められている。地域の特性と患者の特性をマッチングし、より適応できる環境を設定していくことが作業療法士にはできる。そのような支援を重ねることで作業療法として重要課題である、早期回復・退院と再発予防への貢献を果たすことができると考える。地域に出て地域の支援者に会い、その情報を活用し、患者や家族と繋ぐことができる作業療法士が今後精神科医療を支える支援者として求められている。地域で生活する精神障害者を支援するうえで、作業療法士は精神科訪問看護や精神科デイケア、ナイトケアなどに配置される数が増えていくことが推察される。今、そしてこれからの時代には、「地域」という視点をもつ作業療法士が求められている。

6 家族支援

1 家族のあり方

　まず家族のあり方を理解するために筆者らの行った調査[72]から家族の抱える悩みの一部を抜粋し紹介しよう。「母と息子の2人の家庭です。あまりに頼られすぎて私の体調不良のときなど、煩わしくてたまりません。頭ではわかっていても体と気持ちがついていきません。親亡き後、グループホームででも生活できるようであればよいのですが、あまりにできないことが多く、それも望めそうにありません（後略）」「将来、自分ひとりで自立して生きていかれるだろうか。本人は就職したいという気持ちはもっているようですが、そのための準備、デイケア、習いごと、ボランティアなどの社会参加、その他なども勧めますが、何もしようとしない。家族以外と接する、話をする機会がまったくない（後略）」。

　以上の内容からもわかるように患者を支える家族は多くの困難を抱えているが、まずあげられるのが患者の介護を行ううえでの精神的、身体的、経済的な負担である。ほとんどの患者が数十年という長い間治療を受けなければならない。その間、将来への不安を抱きながら、症状や症状に影響された言

動へ対処しなければならないし、入院費用などを含めて多額の出費も必要に
なる。その結果、心身の不調を訴える家族も少なくない。

　また社会のもつ精神障害者への偏見も家族に大きな精神的負担を強いるこ
とになる。家族の一員が患者であることを隠し、近所との付き合いなどから
も身を引き、ほとんど孤立することもある。したがって、家族にも生活上の
制限が生じていると言える。現在では否定されているが、フロム－ライヒマ
ン（Fromm-Reichmann, F）の提唱した「統合失調症をつくる母親（Schizo-
phrenogenic Mother）」という考えは、家族のなかでも特に母親に大きな精
神的負担を強いたと言われている。母親は、自分の子どもが統合失調症に罹
患したという苦しみに加え、自分の育て方が悪かったという自責の念にも耐
えなければならなかった。

2 家族会

　家族会は、患者を支える家族の自発的な集まりであり、治療を受けている
病院単位で結成される病院家族会と地域単位で結成される地域家族会に大き
く分けられる。家族会では、お互いの体験を分かち合うことや問題解決のア
イデアを出し合う、病気や治療などについて学ぶなどの自助活動に加えて、
共同作業所の設立運営、行政へのはたらきかけ、地域社会に対する啓発活動
なども行う。筆者は、家族会に参加することで、同じ悩みを分かち合う仲間
ができ、積極的に社会参加されるようになった家族にこれまで多く出会った。

　家族会の活動に関わっている作業療法士はまだ多くはないと思われる。し
かし、家族会の活動に関わることで、精神疾患や治療、リハビリテーショ
ン、さらに作業療法についての知識を家族に提供する機会が得られ、さらに
多くの家族から作業療法やリハビリテーションについての意見を聞くことが
できる。また、家族との交流を通して、作業療法の意義を再検討・再認識す
ることも可能になる。

❸ 家族を支援する視点

　家族は患者を支える非常に重要な機能をもっているが、その機能はけっして盤石ではない。すでに述べたように、精神的、身体的、経済的に追い詰められている場合が少なくない。家族は患者を支える役割をもつが、一方では援助を必要とする存在でもある。したがって、作業療法でも家族の負担を軽減し、健康を取り戻すための援助を行うという視点が必要である。自宅で暮らしている患者が、昼間に外来作業療法やデイケア、社会復帰施設などに通うことは、家族が自分自身の時間を確保する機会になる。作業療法で患者が対人交流の方法を学び、仲間をつくれることは家族にとっても大きな喜びであり、将来に向けての希望にも繋がる。さらに、家族に対して病気や治療、リハビリテーションなどについての情報を提供することは、家族に精神的な安定をもたらすとともに、患者への対応も適切なものになると考えられる。筆者らはこれまで、家族を対象として、作業療法などについての研修会を幾度か試みてきた（図26）。

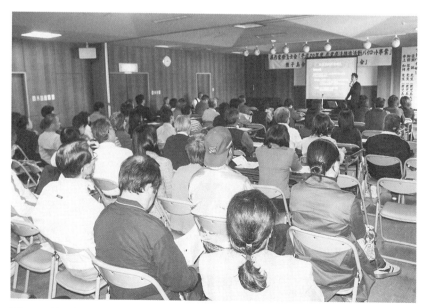

図26　種子島での家族に対する作業療法の研修会の様子

病院に勤務する作業療法士が家族に会い、さまざまな情報を提供するという機会は現在のところあまり多くはない。家族を支援するという視点をもち、積極的に家族に会うように工夫する必要がある。

4 家族の心理と作業療法

　作業療法を患者と家族との合意のもとに展開できれば、作業療法計画や目標設定がより現実的なものになる。特に精神科デイケアでは、患者の家族生活とデイケアプログラムとを連携させ、第4章で述べたように、患者を病気・障害・健康の3側面から理解するためには、家族との協働は必要不可欠である。家族から学ぶ3側面と精神科デイケアでの3側面を共有する場として、家族同席面接を実施してきた経験[63,74,75]から、作業療法に必要な家族心理の理解について概説する。

(1) 家族を理解する視点

　家族を理解する視点としては、①家族関係図からの理解（遺伝・三世代の構成と関係・親子関係・出生順位・家族環境など）、②家族内力動を病因とする理解（「統合失調症をつくる母親（フロム－ライヒマン）」、「二重拘束理論（ベイトソン〔Bateson, G〕ら）」、「夫婦の歪みと分裂（リッツ〔Lidz, T〕ら）」、「偽相互理論（ウィン〔Wynne, LC〕ら）」など）、③家族の対応と再発との関係からの理解（「感情表出」「high EE（ボウエン〔Bowen, M〕ら）」など）、④発病契機と脆弱性仮説からの理解（「獲得脆弱性（ズビン〔Zubin, J〕）」など）、⑤障害受容過程からの理解、などがあげられる。

　これらのうち、現在の理論的背景の主流となっているのは、①③④⑤の視点である。①は、以下に詳しく述べるように、家族との関係が当事者の人柄の形成過程に影響を与えるという考えに基づいている。③の視点からは、心理教育的家族療法が開発された。心理教育的家族療法は、家族の感情的巻き込まれや患者との接触時間の長さなどが、統合失調症の再発に関連するという考えに基づいており、精神疾患に関連する知識を家族が得て、葛藤を生じさせない関わり方を学ぶ技法である。④の視点は、脆弱性－ストレスモデルの基本的な考え方であり、脆弱性は発達過程において生物学的因子と心理

社会的因子の相互作用によって形成され、脆弱性をもった人に閾値を超えるストレスが加わると精神病が発病（再発）するというものである。さらに⑤の視点は、自分の子どもが障害を負ったことを受け入れるまでの親の心の軌跡に焦点を当てたものである。ドローター（Drotar, D）らの仮説では、「ショック」「否認」「悲しみと怒り」「適応」「再起」という段階を経るとされている。

（2）家族についての基本的な理解

　臨床における家族についての基本的な理解としては、①家族は病気と障害に付き合った最高の看護者である、②病気をした本人の最後の人との繋がりは、家族である、③長期入院で家族と縁が切れかけている人も、生死を超えて家族の絆は存在する、④家族関係図から夫婦・親子・三世代による家族の力動（ファミリーダイナミックス）が理解できる、⑤地域移行の足場は家族であり、障害受容は家族とともに歩むことで進む、⑥退院・退所の段階で家族調整するのでは間に合わない、⑦家族と向き合うことによって把握した真のニーズや家族と合議したことが生活再建に役立つ、⑧家族の力を必要とする生活リズムの調整機能が生活維持・再発防止と関係する、があげられる。これらの理解に基づいて家族に対応することが家族支援の基本となる。

（3）家族を支援する意義

　さらに、専門家として家族を支援することの意義として、①家族の不安感・孤立感などへ共感することにより家族の負担感の軽減が必要なため、②家族の混乱・不安などに対して客観的・専門的アドバイスの必要性があるため、③本人の障害への対処方法・生活面などにおける専門的なマネジメントの必要性があるため、④身内ではない専門家の支援が必要なため（家族は専門家ではなく支援者である）、⑤知識や情報を有している利害関係のない第三者的立場の者の対応の必要性があるため、などがあげられる。このような視点から対応することで家族との関係づくりが充実してくる。

(4) 家族関係図に基づく理解の必要性

　家族関係図を作成することは、本人を取り巻く家族全体を理解するうえで必須である。退院後の生活の準備は、発病のことだけでなく、さかのぼって本人および家族の生い立ちの理解から始まる。生まれ落ちて最初に出会う母親、最初の社会である家族との関係は、当事者の人柄の形成過程を知るうえで重要な情報となる。病気になった経緯をみていくと、子ども時代からの親子・夫婦関係や出生順位や家族の価値観などが、時代や社会情勢の影響と微妙に絡み合って、発病と関わっていることが多い。また、それらの社会心理的因子は本人と家族の病気や治療に取り組む姿勢にも強く反映している。

　家族のなかには、家族内のことを知られることに抵抗を示し、治療者に対して不信を抱く例も少なくない。しかし、家族関係図を作成する場合にも意義を丁寧に説明し、家族から信頼を得ることよって、家族との協働によるリハビリテーションが進展する。

　付け加えると、家族関係図を用いることにより、①本人に残された最後の人との繋がりは家族である、②家族は最高の支援者である、と理解し、家族に対して、①家族が新しい価値観や人生の目標を発見する、②家族がやること、周囲に依頼することを区別する（家族だけで抱え込まない）、③リハビリテーションは本人と家族がともに歩む過程であると理解する、などの援助が可能になる。

(5) 障害受容の段階への配慮

　すでにドローターらの仮説を例に、障害受容の過程は「ショック」「否認」「悲しみと怒り」「適応」「再起」という段階を経ると説明した。おおむね家族心理は、当事者の発症によるショックと否認の心理機制が強く、適応、再起に至るまでには長い期間を要し、またさまざまな困難がある。治療を開始してからも家族のショック・否認状態は継続していくので、作業療法を開始してからの家族への対応においても、家族の価値観の受容、見えない生活部分の理解、感情表現を見逃さない、真のニーズを探すといった面接技術を高めていくことが求められる。

●文献●

1) 砂原茂一：リハビリテーション. 岩波書店，1980.

2) 秋元波留夫・編：作業療法の源流. 金剛出版，1975.

3) K・T・ヤスペルス（内村祐之，西丸四方，他・訳）：精神病理学総論 下巻. 岩波書店，1956.

4) 精神医療史研究会・編：松沢病院九〇年略史稿. 精神医療史研究会，1972.

5) 呉　秀三：移導療法. 日本内科学全書巻貳第三冊精神療法，吐鳳堂，1916（秋元波留夫・編著：作業療法の源流. 金剛出版，1975，pp189-206 所収）

6) 菅修追想録刊行会・編：菅修追想録. 菅修追想録刊行会，1981.

7) 菅　修：作業療法の奏効機転. 精神神経学雑誌 77：770-772，1975.

8) 内村英幸：生活精神療法的接近(1) −作業療法的接近−. 内村英幸・編：慢性分裂病の臨床，金剛出版，1983，pp54-72.

9) Parsons, T：The Sick Role and Role of the Physician Reconsidered. Milbank Memorial Fund Quarterly 53：257-278, 1975.

10) 岩田太郎：精神分裂病の作業療法. 福岡医学雑誌 36：73-100，1943（秋元波留夫，冨岡詔子・編：新作業療法の源流. 三輪書店，1991，pp228-253 所収）

11) 岡田靖雄：私説松沢病院史 1879〜1980. 岩崎学術出版社，1981.

12) 世界保健機関・編（融　道男，中根允文，他・監訳）：ICD-10 精神および行動の障害−臨床記述と診断ガイドライン−新訂版. 医学書院，2005.

13) American Psychiatric Association・編（日本精神神経学会・監修）：DSM-5 精神疾患の診断・総計マニュアル. 医学書院，2014.

14) Kernberg, OF：A psychoanalytic model for the classification of personality disorders（岩崎徹也・訳：人格障害の分類のための精神分析的なモデル. 精神分析研究 40：155-168，1996）.

15) 原田誠一：幻声に対する精神療法の試み−患者の幻声体験のとらえ方に変化を与え，幻声への対処力を増すための認知療法的接近法−. 中安信夫・編：分裂病の精神病理と治療(8)治療の展開，星和書店，1997，pp19-50.

16) 原田誠一：正体不明の声 対処するための 10 のエッセンス. アルタ出版，東京，2002.

17) R・P・リバーマン（西園昌久・総監修）：精神障害と回復 リバーマンのリハビリテーション・マニュアル. 星和書店，2011.

18) 野村　進：救急精神病棟. 講談社，2010.

19) 窪田由紀，大丸　幸：デイケア修了生の継続援助をめぐって−地域ネットワークにまつわる課題−. こころの臨床 à・la・carte 14 増刊号：39-43，1995.

20) 大丸　幸：地域リハビリテーション（精神科の立場から），第 5 回九州地区 PTOT 合同学会誌：93-105，1983.

21) 大丸　幸：作業療法の臨床技法をデイケアで生かすには：精神科臨床サービス 7：447-449，2007.

22) 昼田源四郎：改訂増補 統合失調症患者の行動特性−その支援と ICF−. 金剛出版，2007.

23) 上田　敏：リハビリテーション医学の位置づけ−リハビリテーションの理念とリハビリテーション医学の特質−. 医学のあゆみ 116：241-253，1981.

24) 蜂矢英彦：精神障害論試論ー精神科リハビリテーションの現場からの一提言ー. 臨床精神医学 10：1653-1661，1981.

25) 臺　弘：慢性分裂病と障害概念. 臨床精神医学 14：737-742，1985.

26) 安斎三郎：精神障害者における障害とはなにか. 心と社会 47：7-17，1987.

27) J・K・ウィング，B・モリス・編（高木隆郎・監訳）：精神科リハビリテーションーイギリスの経験ー. 岩崎学術出版社，1989.

28) S・アリエティ（加藤正明，河村高信，他・訳）：精神分裂病の心理. 牧書店，1958.

29) 内藤　清：疾病の過程，ライフサイクルと精神科リハビリテーション. 精神保健福祉士養成セミナー編集委員会・編：精神保健福祉士養成セミナー/第3巻　精神科リハビリテーション学. へるす出版，1998，pp207-212.

30) 簗瀬　誠，高村香菜穂，他：精神障害者における生活課題に対する価値意識の年齢による変移. 保健の科学 46：779-784，2004.

31) F・G・ゴーブル（小口忠彦・監訳）：マズローの心理学. 産業能率大学出版部，1972.

32) 吉沢きみ子，篠田峯子，他：日常生活評価. 理学療法と作業療法 16：369-375，1982.

33) 岩崎晋也，宮内　勝，他：精神障害者社会生活評価尺度の開発　信頼性の検討（第1報）. 精神医学 36：1139-1151，1994.

34) 長谷川憲一，小川一夫，他：Life Skills Profile（LSP）日本版の作成とその信頼性・妥当性の検討. 精神医学 39：547-555，1997.

35) Kolakowska, T（北村俊則・訳）：Brief Psychiatric Rating Scale（BPRS）用語集と評価法. 精神衛生研究 32：6-15，1985.

36) Andreasen, NC（岡崎祐士，安西信雄，他・訳）：陰性症状評価尺度. 臨床精神医学 13：999-1010，1984.

37) Kay, SR, Opler, LA, et al（山田　寛，増井寛治，他・訳）：陽性・陰性症状評価尺度（PANSS）マニュアル. 星和書店，1991.

38) 兼田康宏，吉住太幹，他：統合失調症認知機能簡易評価尺度日本語版（BACS-J）. 精神医学 50：913-917，2008.

39) 山本眞理子，松井　豊，他：自尊感情. 堀　洋道・監修：心理測定尺度集 I ー人間の内面を探る（自己・個人内過程）ー. サイエンス社，2001.

40) 坂野雄二，東條光彦：一般性セルフ・エフィカシー尺度作成の試み. 行動療法研究 12：73-82，1986.

41) 大川　希，大島　巌，他：精神分裂病者の地域生活に対する自己効力感尺度（SECL）の開発　信頼性・妥当性の検討. 精神医学 43：727-735，2001.

42) C・コッホ（林　勝造，国吉政一・訳）：バウム・テストー樹木画による人格診断法ー. 日本文化科学社，1970.

43) Koch, R，林　勝造，他・編：バウム・テスト事例解釈法. 日本文化科学社，1980.

44) L・フェルナンデス（阿部惠一郎・訳）：樹木画テストの読みかたー性格理解と解釈ー. 金剛出版，2006.

45) 高橋雅春：描画テスト入門ーHTPテストー. 文教書院，1975.

46) 宮坂忠夫：健康教育の理念. 宮坂忠夫，川田智惠子，他・編著：最新保健学講座〈別巻1〉健康教育論. メヂカルフレンド社，2006，pp1-27.

47) 池淵恵美：心理教育を中心とした心理社会的援助プログラムの意義と原則. 統合失調

症の治療およびリハビリテーションのガイドライン作成とその実証的研究－心理社会的介入共同研究班：心理教育を中心とした心理社会的援助プログラムガイドライン（暫定版），2004.

48) 嶋　信宏：ソーシャル・サポート評価尺度．上里一郎・監修：心理アセスメントハンドブック　第 2 版．西村書店，2001.

49) 原田誠一：幻覚妄想体験への認知療法．精神医学 43：1135-1140，2001.

50) Yalom, ID（山口　隆，小谷英文・監訳）：入院集団精神療法．へるす出版，1987.

51) 野田文隆，蜂矢英彦・編：誰にでもできる精神科リハビリテーション．星和書店，1995.

52) 連理貴司：精神分裂病者に対する心理教育ミーティングの効果　疾病・薬物知識度調査の結果から．精神医学 30：1031-1039，1995.

53) 尾鷲登志美：治療遵守度と adherence（精神科臨床評価検査法マニュアル　改訂版）．臨床精神医学 39 増刊号：755-773，2010.

54) P・E・ディーガン（平野光二郎・訳）：自分で決める回復と変化の過程としてのリカバリー．C・ブラウン・編（坂本明子・監訳），リカバリー　希望をもたらすエンパワーメントモデル，金剛出版，2012，pp13-33.

55) C・A・ラップ，R・J・ゴスチャ（田中英樹・監訳）：ストレングスモデル　第 3 版－リカバリー志向の精神保健福祉サービス－．金剛出版，2014.

56) 野口裕二：物語としてのケア－ナラティヴ・アプローチの世界へ－．医学書院，2002.

57) WHO（世界保健機関）（厚生労働省社会・援護局障害保健福祉部企画課・訳）：国際生活機能分類－国際障害分類改訂版－（日本語版）．http://www.dinf.ne.jp/doc/japanese/intl/icf/icf.html（2019 年 5 月 6 日閲覧）

58) 久保田清子，清水　一：臨床実習事例報告書からみた作業療法評価への ICF モデルの用いられ方の現況．作業療法 29：754-762，2010.

59) 日本作業療法士協会・編：作業療法マニュアル 66　生活行為向上マネジメント　改訂第 3 版．日本作業療法士協会，2018.

60) 能登真一：地域在住の要介護高齢者に対する「生活行為向上マネジメント」を用いた作業療法の効果－多施設共同ランダム化比較試験－．作業療法 33：259-269，2014.

61) 日本作業療法士協会：MTDLP シートのダウンロード．http://www.jaot.or.jp/administration/mtdlp シートのダウンロード .html（2019 年 5 月 6 日閲覧）

62) 埼玉県立大学・編：IPW を学ぶ－利用者中心の保健医療福祉連携－．中央法規，2009.

63) 大丸　幸：地域での作業療法の現状と課題．松下正明・総編集：臨床精神医学講座 S5　精神医療におけるチームアプローチ．中山書店，2000，pp401-418.

64) 大丸　幸，深町　晃，他：精神科リハビリテーションにおける保健医療福祉専門職連携－精神障害者の地域移行における他職種連携事例からの検証－．九州栄養福祉大学研究紀要 15：53-62，2018.

65) 大丸　幸：通所・通院作業療法（精神科デイケア）の展開．日本作業療法士協会・監修：作業療法学全書　別巻　地域作業療法学．協同医書出版社，2001，pp212-215.

66) 石原郁代：精神科病院における訪問作業療法．日本作業療法士協会・監修：作業療法学全書　改訂第 3 版　第 5 巻　精神障害，協同医書出版社，2010，pp217-222.

67) 田中英樹：社会で働くことの意義はどこにあるのか．Schizophrenia Frontier 10：251-

255，2009.

68) 相澤欽一：当事者にとっての働く意義と就労支援. 精神科臨床サービス 9：170-174，2009.

69) 埜崎健治：就労支援における働くことの意味―事業所実習を実施した 2 事例―. 精神障害とリハビリテーション 11：174-177，2007.

70) アメリカ連邦保健省薬物依存精神保健サービス部（SAMHSA）・編（日本精神障害者リハビリテーション学会・監訳）：アメリカ連邦政府 EBP 実施・普及ツールキットシリーズ 2　ACT・包括型地域生活支援プログラム. 地域精神保健福祉機構（コンボ），2009.

71) 小林正義：精神障害領域の作業療法―現状と課題―. 作業療法ジャーナル 50：16-18，2016.

72) 簗瀬　誠・村川三朗・編：「家族支援に関する基礎調査」―お互いの理解を深めるために―. NPO 法人かれん鹿児島，2005.

73) 大丸　幸：家族支援のコツ　家族への理解と援助の進め方. 作業療法ジャーナル 33：811-816，1999.

74) 大丸　幸：家族関係のみかた. 日本作業療法士協会・監修：作業療法学全書 別巻 地域作業療法学，協同医書出版社，2001，pp103-105.

75) 田中悟郎，大丸　幸：精神分裂病者の家族援助について（第 1 報）. 作業療法 13：306-312，1994.

あとがき

　筆者が作業療法士として精神科病院で働き始めたのは、1985年26歳の時であった。沖縄県で最も古い、精神科病棟400床、重症心身障害児（者）病棟80床を有する国立療養所で作業療法部門の開設を行った。当時は、「精神障害者の医療及び保護」を主な目的とした精神衛生法のもとで精神医療が行われており、今日と違い精神障害者が利用できる社会資源は皆無に近く、病棟には筆者が生まれる前から入院を続けている患者も少なくなかった。その後、精神衛生法は精神保健法を経て、1995年に「自立と社会経済活動への参加の促進」を目的に加えた精神保健福祉法へ改正された。さらに、2004年には、「入院医療中心から地域生活中心へ」という基本的方策を進める「精神保健医療福祉の改革ビジョン」が発表され、また2005年には障害種別を超えた新たな障害保健福祉サービス体系の構築を目指す障害者自立支援法が成立（2012年に障害者総合支援法に改正）した。このような経緯を経て、精神障害者が利用できる社会資源も格段に増えた。

　精神科病院での勤務の後、筆者は1991年から大学に勤務し、作業療法士の養成に携わり、同時に精神障害作業療法の臨床と家族会活動の支援に関わってきた。上述したように精神障害者を取り囲む環境は大きく変わったが、精神障害作業療法において対象者をどのように理解し、治療・介入をいかに論理的に説明するかという筆者自身の課題は変わることはなかった。それどころか、臨床実習を終えた学生の症例報告の内容が実習施設によってバラバラであり、論の展開に整合性がなく、また治療・介入の背景となる理論が不明確であることが、筆者自身の課題をさらに重要なものにしていった。この課題に対してまず行ったことは、臨床で行われている作業療法を分類することであり、それぞれの作業療法を説明する理論を考えることであった。そして、対象者を理解する観点と治療・介入の方法、さらにそれらを説明する理論、これらを整合性をもって整理することに取り組んできた。この取り組みの成果が単著としてまとめた『精神障害作業療法入門』の初版である。第2版では、「日常生活の制限－6要因モデル」として、筆者の考えを明確に示し、他の作業療法士の協力を得て、臨床の臨場感を高めることを試みた。

　編集者として、努力を傾注したつもりではあるが、不十分な部分も多いはずである。読者の海容を乞いたい。本書がいくらかでも精神障害作業の理解につながれば、望外の幸いである。

2020年3月　簗瀬　誠

索　引

[ア]

アカシジア　31

アリエティ　52

安全の欲求　57

アンビバレンス　25

意識　92

一次過程　93

一次妄想　26

一般性自己効力感　79

一般性セルフ・エフィカシー尺度　78

イド　92

　　——不安　93

意欲欠如　28, 29

意欲減退　28

意欲・発動性の低下　29

岩田太郎　13

陰性症状　29

　　——評価尺度　74

内村英幸　10

運動心迫　28

エス　92

エンパワメント　166

横断的理解　62

オープングループ　124

オペラント条件づけ　94

[カ]

カーンバーグ　21

外因性精神疾患　18

外界意識離人症　28

快感原則　93

快感喪失　29

介護給付　181

回復過程　39

回復期後期　41

回復期前期　40

開放化　7

開放集団　124

学習　94

　　——理論　94

家族会　192

家族関係図　104

家族支援　191

家族の状況　103

家族の心理　194

課題特異的自己効力感　79

カタルシス法　32

葛藤　93

加藤普佐次郎　13

簡易精神医学的評価尺度　74

菅修　8

寛解過程　39

寛解後疲弊病相　41

環境の未整備　109

　　——に対するアプローチ　120, 157

観察　68

　　——学習　97

患者教育　98

感情疎通性　26

感情倒錯　25

感情鈍麻　26, 29

感情の平板化　26, 29

機能・形態障害　45

機能障害　47

気分安定薬　31

基本的欲求　54, 56

逆転移　131

急性期　40

強化　96

境界性人格構造　21

共同生活援助　181

強力精神安定剤　31

居宅介護　181

緊張型　30

緊張病性興奮　28, 30

緊張病性混迷　28, 30

空笑　29

グループホーム　181

呉秀三　7

クレッチマー　52

クレペリン　24

クローズドグループ　124

訓練的精神療法　33

訓練等給付　181

系統的脱感作法　98

血統妄想　27

原因帰属　91

幻覚　29

　　──妄想状態　31

言語新作　26

現在の状況に対する心理的反応　108

　　──に対するアプローチ　116, 144

現在の生活のあり方　102

幻視　29

現実原則　93

現実不安　93

幻嗅　29

幻聴　29

原発妄想　26

抗うつ薬　31

構成概念　71

抗精神病薬　31

向精神薬　31

構造化の程度　127

考想吸入　28

考想奪取　28

構造論　92

拘束具　7

行動援護　181

行動特性　42

行動療法　94

抗不安薬　31

国際障害分類　45

国際生活機能分類　33

個人作業療法　121

個人精神療法　32

誇大的妄想群　27

古典的条件づけ　94

ことばのサラダ　26

好ましくない個人的反応　50

これまでの生活状況　103

これまでの生活で形成された心理的傾向
　　108

　　──に対するアプローチ　115, 141

昏迷　28

[サ]

罪悪感　93

罪業妄想　27

作為体験　28

させられ体験　28

サポート源　99

サポート内容　99

参加観察　68

自我　92

　　──意識　28

　　──理想　93

時間や頻度、期間　125

児戯性気分　25

思考形式の障害　26

思考察知　28

思考吸入　28

思考奪取　28

思考伝播　28

思考途絶　26

思考内容の障害　26

思考の貧困　29

思考滅裂　26

自己価値　93

自己効力感　53, 78, 91

自己賛美　93

自己実現の欲求　57

自己処罰　93

自殺率　25

支持的精神療法　32

自生思考　28

施設入所支援　181

自尊感情　78

　　——尺度　78

実行機能　43

実施形態　121

死亡率　25

使命妄想　27

社会から後退する傾向　52

社会環境的ストレス要因　51

社会生活技能訓練　34

社会的学習理論　34, 94

社会的認知機能　43

社会的能力障害　50

社会的不利　46

集団作業療法　123

集団精神療法　32

縦断的理解　62

集団の大きさ　124

集団の開放性　124

重度障害者等包括支援　181

重度訪問介護　181

就労移行支援　183, 185

就労継続支援　183

就労定着支援　183

手段的サポート　99

樹木画　53

準開放集団　124

準閉鎖集団　124

障害論　45

消去　96

条件刺激　96

条件づけ　96

条件反応　96

情緒的サポート　99

承認の欲求　57

情報源　65

情報的サポート　99

情報を収集する方法　67

ショートステイ　181

所属と愛の欲求　57

自立訓練　181

自立支援医療　177

自律神経遮断薬　31

自立生活援助　181

支離滅裂　26

心因性精神疾患　18, 19

人格構造論　21

新規抗精神病薬　31

心気妄想　27

神経症性人格構造　21

神経伝達物質　59

真性妄想　26

身体意識離人症　28

信頼性　71

心理教育　34, 98

心理社会的療法　24, 31

204

診療録　67

心理療法　32

錐体外路症状　31

睡眠薬　31

巣鴨病院　7

スキナー　96

スクリーニング　102

ストレングス・モデル　167

生活介護　181

生活課題　54

生活技能訓練　34

生活技能の未習得あるいは喪失　109

　　――に対するアプローチ　117, 149

生活技能プロフィール日本語版　74

生活訓練　181

生活障害　45, 48

生活能力の低下　48

生活のしづらさ　45

脆弱性－ストレス－保護因子モデル

　　34, 51

精神医学的機能障害　50

精神運動興奮　28

　　――状態　31

精神科ショートケア　179

精神科デイケア　178

精神科デイナイトケア　179

精神科ナイトケア　178

精神刺激薬　31

精神障害者社会生活評価尺度　73

精神症状および認知機能障害　107

　　――に対するアプローチ　113, 134

精神生物学的脆弱性　51

精神通院医療　177

精神病後抑うつ　41

精神病性人格構造　21

精神療法　32

生物－心理－社会モデル　63

生理的欲求　57

世界保健機関（WHO）の国際疾病分類

　　19

世界没落体験　27

セッションの展開　126

セミオープングループ　124

セミクローズドグループ　124

セルフ・エフィカシー　78, 91

前意識　92

前駆期　39

前兆期　39

専門職連携　174

ソーシャルサポート　99

ソーンダイク　96

続発妄想　27

［タ］

体感幻覚　29

体験の語り　167

対象不安　93

多幸症　25

妥当性　71

短期入所　181

探索的療法　32

地域生活に対する自己効力感尺度　79

知識・情報の不足　109

　　――に対するアプローチ　119, 153

知性の座　93

注意の持続　43

注意の分配　43

注察妄想　27

超自我　92

　　――不安　94

治療者としての距離　131

治療的因子　128

陳述記憶　43

追跡妄想　27

対提示　96

定型抗精神病薬　31

適応機制　94

適応的アプローチ　48

適応的防衛機制　94

転移　131

電気けいれん療法　31

電気ショック療法　31

電撃療法　31

投影法　80

統合失調気質　52

統合失調症　24

　　──患者の3つの側面　36

　　──認知機能簡易評価尺度日本語版

　　　　78

　　──を作る母親　192

洞察的精神療法　32

統制的観察　68

盗難妄想　27

トークン・エコノミー法　98

独語　29

ドパミン仮説　58

[ナ]

内因性精神疾患　18

内界意識離人症　28

二次過程　93

二次妄想　27

日常生活行動評価　72

日常生活の制限　104

認知機能障害　42

認知行動療法　33

認知療法　33

能力障害　32

[ハ]

パーキンソン症候群　31

パーソンズ　12

バウムテスト　80

破瓜型　30

迫害妄想　27

場所・空間　125

発病危険率　25

発病年齢　25

発明妄想　27

パブロフ　94

般化　96

被愛妄想　27

被害的妄想群　27

非参加観察　68

微小的妄想群　27

非定型抗精神病薬　31

非統制的観察　68

被毒妄想　27

病院職員の教育　7

病院と地域との連携　190

評価尺度　70

評価的サポート　99

病型分類　30

表現的精神療法　32

病前性格　52

病人役割　12

貧困妄想　28

不安　93

　　──緊張状態　31

副作用　31

不適応的防衛機制　94

ブロイラー　24

米国精神医学会の精神疾患の診断と統計

　の手引き　19

閉鎖集団　124

弁別　96

ホームヘルプ　181

防衛機制　93

包括型地域生活支援プログラム　187

訪問看護　183

保護因子　51

誇り　93

本能不安　93

[マ]

前田則三　13

前触れの時期　39

マズロー　56

無為　28

無意識　92

無拘束　7

無条件刺激　94

無条件反応　94

メジャートランキライザー　31

滅裂思考　26, 29

メビウスの木　53

面接　69

メンバーの等質性　124

妄想　26

　　――型　30

　　――気分　27

　　――知覚　27

　　――着想　27

　　――的観念　27

モデリング　97

　　――療法　98

模倣学習　97

[ヤ]

薬物・身体療法　31

薬物療法　24, 31

ヤスパース　6

病い　46

陽性・陰性症状評価尺度　76

陽性症状　29

[ラ]

リカバリー　164

力動論　92

離人症　28

リバーマン　34

リビドー　92

両価性　25

良心　93

臨界期　40

連合弛緩　26

欧文

ACT　187

BACS-J　78

BPRS　74

DSM　19

GSES　79

HTPテスト　81

ICD　19

ICF　47, 169

ICIDH　45

IPW　174

LASMI　73

LSP　74

MTDLP　171

SANS　74

SECL　79

SST　34

編集者・執筆者一覧（五十音順. ○は編集者）

大丸　幸（おおまる みゆき）
九州栄養福祉大学リハビリテーション学部作業療法学科・作業療法士

飯塚惠津子（いいづか えつこ）
福岡市早良区地域保健福祉課・作業療法士

内村　栞（うちむら しおり）
一般社団法人 Re.goshiki ゴシキワーク・作業療法士

後藤綾子（ごとう あやこ）
公益社団法人いちょうの樹 メンタルホスピタル鹿屋・作業療法士

藤本和子（ふじもと かずこ）
医療法人清陵会 南ヶ丘病院・作業療法士

平池雅也（ひらいけ まさや）
特定医療法人天臣会 松尾病院・作業療法士

平川雅子（ひらかわ まさこ）
元 医療法人社団飯盛会 倉光病院・作業療法士

平澤　勉（ひらさわ つとむ）
九州栄養福祉大学リハビリテーション学部作業療法学科・作業療法士

平野順一（ひらの じゅんいち）
医療法人蒼風会 こだま病院・作業療法士

柳田信彦（やなぎだ のぶひこ）
鹿児島大学医学部保健学科・作業療法士

○**簗瀬　誠**（やなせ まこと）
鹿児島大学医学部保健学科・作業療法士

山田勝久（やまだ かつひさ）
熊本駅前看護リハビリテーション学院作業療法学科・作業療法士

編著者

簗瀬　誠（やなせ　まこと）

鹿児島大学医学部保健学科教授

1985年　九州リハビリテーション大学校作業療法学科卒業

1991年　琉球大学大学院保健学研究科修士課程修了（保健学修士）

2001年　九州芸術工科大学大学院芸術工学研究科博士後期課程修了　博士（芸術工学）

精神障害作業療法入門　改訂第2版

2012年6月1日　　初版 発行
2020年5月11日　　改訂第2版 第1刷 発行©
ISBN978-4-7639-2146-8　　定価はカバーに表示

編著者　簗瀬　誠
発行者　中村 三夫
装　幀　岡　孝治
発行所　株式会社 協同医書出版社
　　　　〒113-0033 東京都文京区本郷3-21-10　浅沼第2ビル4階
　　　　phone：03-3818-2361／fax：03-3818-2368
　　　　URL：http://www.kyodo-isho.co.jp/
　　　　郵便振替 00160-1-148631
印　刷　横山印刷 株式会社
製　本　有限会社 永瀬製本所